U0200200

国医名师李世增

学术思想及临证精粹

图书在版编目(CIP)数据

国医名师李世增学术思想及临证精粹/刘仁慧主编.
北京：学苑出版社，2020.8
ISBN 978-7-5077-5975-4

Ⅰ.①国… Ⅱ.①刘… Ⅲ.①中医临床-经验-中国-
现代 Ⅳ.①R249.7

中国版本图书馆 CIP 数据核字(2020)第 141954 号

责任编辑：付国英
出版发行：学苑出版社
社　　址：北京市丰台区南方庄 2 号院 1 号楼
邮政编码：100079
网　　址：www.book001.com
电子信箱：xueyuanpress@163.com
电　　话：010-67603091(总编室)、010-67601101(销售部)
印　刷　厂：山东百润本色印刷有限公司
开本尺寸：890×1240　1/32
印　　张：8.25
字　　数：260 千字
版　　次：2020 年 10 月第 1 版
印　　次：2020 年 10 月第 1 次印刷
定　　价：48.00 元

国医名师李世增学术思想及临证精粹

主　编　刘仁慧

审　阅　李世增

副主编　杨　铮　朱智耀　李慧安

编　委　(以姓氏笔画为序)

于海龙　马紫童　王　瀚

李红英　何　平　房铁生

姜　岳　高莹莹　唐秀凤

谢　璇

序　言

　　本书是一部我本人传承中医临证经验的著作，分三部分：一是学术思想的总结，二是结合临床典型医案总结临证经验，三是将本人诊余的谈话及诊疗养生经验汇总成零金碎玉篇。

　　临床传承带教是继承、弘扬中医药事业的一项重要举措，对继承发扬中医药事业有着重要的意义，也是培养中医临床人才的有效途径。中医的学习和提高，必须紧密联系临床实践，我们师徒通过长期的临床实践，对此有着深刻的体会及收获。

　　整理者刘仁慧是我第一届传承的徒弟（学生），她勤奋好学，热爱中医药事业。她与我的诸多徒弟一起，将我的学术思想及临证经验进行了深入挖掘和总结，编写了《国医名师李世增学术思想及临证精粹》一书，是值得肯定和赞赏的。本书的撰写，正反映了理论密切联系实际这一学习研究中医的总原则，也是我所倡导的"名经典，勤临床"学习中医方法的体现。本书内容必将会对中医药事业传承人及爱好中医的读者有一定的启迪。但由于经验不足，如有不妥之处，望读者予以指正。

李世增

己亥年秋月

前　言

　　中医学教育及中医人才的培养，对中医药事业的发展具有举足轻重的意义。中医学是一门实践性很强的科学，没有广泛的临床基础，没有名师指点，则很难体会到中医理论及实践的临证奥秘。

　　为了推广师承教育，更好地发挥名师引路的作用，国家中医药管理局及各省市的中医药管理部门开展了名老中医药专家传承工作室站的建设工作。国家中医药管理局批复的李世增全国名老中医药专家传承工作室建设项目（国中医药人教函〔2018〕134号）和北京中医药薪火传承"3+3"工程二站一室建设项目——李世增名医工作站（2012-SZ-C-42），由首都医科大学中医药学院负责，从2011年开始，一直开展整理挖掘、继承并推广李世增教授学术思想和临证经验工作，取得了显著成效。

李世增教授，出生于中医世家，三世行医。1966年毕业于北京中医学院（现北京中医药大学）中医专业，全国及北京市老中医药专家学术经验继承指导教师，首都国医名师，博士生导师。李老从事中医诊疗工作50余年来，以"仁心""仁术"严格要求自己，认真热情地对待患者，忠诚地对病人负责。他始终牢记"忠诚于学术"这一真理，坚持以"继承弘扬中医，忠心为民"为己任，在临床诊疗工作中不断探索实践，创护心、清肝、调脾的"新三宝"思想；温、清、和、补、化五法并用治疗慢性脾胃病；结合脏腑虚实用药法则以祛脂治疗高脂血症等学术思想及诊疗经验，为丰富祖国的中医药事业做出贡献。

作为李老的第一位传承弟子，我自2011年至2016年跟师侍诊案侧，亲聆教诲，受益匪浅。之后也一直和李老的诸弟子一起，开展室站建设工作至今。非常感谢我尊敬的李世增老师，他高尚的医德、丰富的临证经验、严谨治学的态度、对中医药事业的热爱、孜孜不倦的追求精神对我们影响深远。为让更多人获益，并使李老的学术思想及临证经验得到更好的传承，我们诸弟子合力，整理挖掘李老学术精华及临床诊疗经验，汇集成册，旨在传承李老心法，以与同道共勉。

目　录

上篇　学术精华

i

中篇　临证精粹

下篇　零金碎玉

上篇　学术精华

大医精诚万世师表

一、中医的根基与血脉

　　李世增教授认为，自《黄帝内经》至今，中医药在中国两千余年长盛不衰，有其根基与血脉。李老认为中医的根基是"仁心、仁术"，济世为民。当今社会，短缺的医疗资源与人民日益提高的诊疗需求之间的矛盾逐渐加剧，医患矛盾日趋紧张。医疗体制急需改革，但当一切在短期内无法得到解决的前提下，更需要医者仁心。

　　李老自幼受祖辈影响，其伯父开药铺坐堂经常免费为穷苦百姓诊治疾病，还时常到附近的香山慈儿院送医送药，这都在他幼小的心灵中留下了深刻的烙印。故在其临床疾病的诊治过程中，他一贯态度和蔼、耐心细致，除给患者专业治疗外，不忘谆谆教诲，嘱其放松心情，解除心理障碍，放下心理包袱，保持开朗乐观的心态，以积极的态度应对疾病。当今社会，我们对人体和疾病的认知尚不足，医药能真正治愈的疾病非常有限，即使花费再多的金钱和精力，人们仍然会生病和死亡。作为医者，在治疗疾病的同时，更要体察患者的疾苦，从患者的角度出发，为患者着想，更多地去帮助和安慰病人，增强患者战胜疾病的信心，对其疾病的好转和康复往往能起到意想不到的效果。希波克拉底也说："医生有三宝，第一是语言，第二是药物，第三是手术刀。"由此可见，医生的语言、态度对于患者治疗所起的重要作用，尤其是医患矛盾凸显的今天具有更积极的意义。

李世增教授认为中医的血脉是"理论与临床"。现在的中医师都接受过专业的高等教育，系统学习了中西医理论，并接受了临床教育实习，具备了中医师的基本资格。但是，要使中医药代代相传，并有所发展，首先要继承，在继承的基础上发展。继承，一是要学习古典医籍，尤其是经典、名家专集；二是通过阅读医案、跟师随诊等方式学习名家临床经验。只有以扎实的理论知识为基础，以丰富有效的临床经验为依托，才能使中医药血脉充盈，枝繁叶茂。

　　李老师从家传、跟师到医疗实践的学医之路为其奠定了很好的中医理论及实践基础，他一直严格要求自己，具备了高尚的医德和精湛的医术。李老认为中医药博大精深，学无止境，故其一生精勤不倦，淡泊名利，年事已高仍手不释卷，读书学习，总结归纳其临证经验，并不吝赐教，将其经验传授给师承弟子。他也一直以"双继承"的指导思想严格要求弟子：作为一位医务工作者，首先需具备仁心，品德高尚，立志"普救含灵之苦"，"若有疾厄来求救者，不得问其贵贱贫富，长幼妍媸，怨亲善友，华夷愚智，普同一等，皆如至亲之想"；而且对技术还要达到精湛，必须"博极医源，精勤不倦"。

大
医
精
诚
万
世
师
表

二、中西结合　五诊合参

　　李世增教授倡导中西医结合，认为中西医结合的关键在于辨证与辨病、宏观与微观相结合。对微观检测，即现代各种检验手段，中医应该重视吸收，用之有度，规范内容。作为大胆设想与尝试，提出在中医四诊的基础上，增加"验"诊内容，丰富为"五诊合参"的中医诊断方法。"五诊合参"即采用望、闻、问、切、验五种方法手段联合诊查疾病。现代科学的方法与手段并非西医所独有，中医亦可将其纳入诊疗体系，为我所用。

　　传统中医诊断学强调望、闻、问、切四诊合参，辨证论治，这是中医学的根本与特色。随着现代医学的飞速发展和人民对于健康需求的日益提高，传统的单纯中医药诊疗体系已经不能满足广大患者的需求，而中西医结合，汲取现代科学、现代医学知识和诊疗技术，为我所用，提高诊断的准确性和中医治疗的针对性，不断发展完善中医药理论体系，已是当今必然趋势，医者不可有门户之见，固守一端，而应取长补短，通力合作。

　　基于中西结合、中西汇通的思想，李世增教授临床诊治疾病注重西医辨病与中医辨证相结合，在明确西医诊断的基础上，采用中医辨证论治的方法治疗，强调"治病必求于本"。"治病必求于本"是中医诊治疾病的根本原则，源于《素问·阴阳应象大论》："阴阳者，天地之道也，万物之纲纪，变化之父母，生杀之本始，神明之府也。治病必求于本。"李老认为"本"的确切含义在于阴阳，"求本"不可或缺。治疗当"谨察阴阳所在而调之，以平为期"，"阴平阳秘，精神乃治"。而辨"证"是求"本"的具体体现。

在辨证诊断过程中，李世增教授亦强调中西医结合，中医诊法与西医诊法相结合。李老临床善治脾胃病，在其诊治过程中常使用西医的触诊和叩诊，借以诊查脘腹胀满的状况；同时必参照胃镜、病理检查和幽门螺杆菌的检查结果，在对疾病做出明确西医诊断的前提下，使用辨证论治的方法治疗。他认为这样有利于准确判断病情，掌握疾病的发展变化，并且参照西医的检查结果，选方用药更加有的放矢，更有针对性。例如慢性非萎缩性胃炎患者胃镜常见胃黏膜红肿、充血，症见胃痛，此现象类似于外部皮肤的红肿热痛，他认为属于内在的热毒疮痈，常选用蒲公英、连翘、白花蛇舌草、浙贝母等清热解毒消痈的药物治疗，临床效果显著。此即根据西医胃镜检查结果，采用中医取象比类的思维模式——中医微观辨证的方法，将其纳入慢性胃炎的辨证体系，可谓之"验诊"。

发扬中医四诊，借鉴现代新技术，增加"验诊"的内容非常必要。但前提是必须全面规范其内容，使之符合准绳。也就是针对内伤杂病及外感热病，规范各病种哪些检验是必须做的，哪些是可做可不做的（必要的时候做），哪些是没有必要做的。必须防止目前西医过于依赖辅助检查的问题，中医要走这条路，就失掉了自己的精髓和灵魂，步西医之后尘，永远落在西医的后面。所以说中医学有别于西医学，或者说它有特色，能发展到今天，就是它无创伤性的传统医学的优势，就在于容易被病人接受。但是也不能完全拘泥于传统的四诊，还要结合现代医学的检验手段，诊病求因，正确治疗。

三、顾护脾胃　善治胃病

——以"和"法为中心的五法并用

　　李世增教授临床善治脾胃病。脾胃为后天之本，气血生化之源。在结构上相互联系，功能上相互配合，两者分工合作，共同完成人体饮食物的消化吸收。脾主运化，胃主受纳，纳运相合；脾气主升，胃气主降，升降相因；脾喜燥而恶湿，胃喜润而恶燥，燥湿相济。脾胃纳运功能正常，在防病治病、养生保健、延缓衰老方面具有重要意义。对于防病治病，李老都注意调理脾胃，恢复其功能，使精微物质、气血化生充足，各脏腑组织器官得到充足的营养，则有利于各类疾病的康复。李老在治疗慢性胃炎方面有其独到见解，常用温、清、和、补、化五法，通过补气养阴、益气升提、健胃祛湿、健脾消食、调和肝脾、理气活血等具体方法的配伍，达到良好的疗效，尤其是以"和"法为五法之中心，值得借鉴学习。

　　和法本为八法之一，原指通过和解或调和的方法，使半表半里之邪，或脏腑、阴阳、表里失和之证得以解除的一类治法，主要有和解少阳、透达膜原、调和肝脾、疏肝和胃、分消上下、调和肠胃等。但李老所立之"和"法，其内涵与外延均不同于八法之和法，是基于吴鞠通所提的"治中焦如衡，非平不安"这一论点，基于脾胃的生理病理关系及脾胃与他脏的整体关系，以"调节平衡"为中心的慢性胃病的论治思维。

（一）和法提出的理论根据

吴鞠通提出"治中焦如衡，非平不安"这一著名论点，是李老治疗脾胃病应用"和"（调节平衡）法的理论基础。"中焦"是指脾胃；"衡"即秤杆，"平"与"衡"同义，引申为调平脾胃脏腑的治法与方药；"安"即平安，即中焦脾胃脏腑功能协调安和。"安"为最终目的，手段则是采用方药的调平治疗，旨在恢复中焦脾胃功能，从而达到脾胃调和的状态。

（二）脾胃之和与失和

为什么对中焦病的治疗要"非平不安"呢？这主要是由于脾胃在生理病理上存在相辅相成、相反相成的关系。脾与胃以膜相连，互为表里，脾属阴，胃属阳，在生理上阴阳相助，纳运相得，升降相因，燥湿相济，共同完成对饮食物的消化、吸收和转运，所以脾胃之间存在阴阳、表里、升降、燥润、纳运等多个体用属性及功能差异。若脾胃功能失衡，则很容易产生升降、纳运、燥湿、寒热、虚实失常的病机变化。所以脾胃疾病的治疗贵在纠偏调衡，即纠正二者失衡的病理状态，以恢复中焦脾胃功能为最终目的，故而李老认为纠偏调衡以求"和"的思维对慢性脾胃病具有中心指导作用。

（三）常见其他脏腑功能失常引起脾胃功能失和

慢性胃炎患者临床常兼有反流性食管炎、胆汁反流性胃炎、十二指肠球部炎等，李老常言就诊的慢性胃炎患者中很多都是"三炎症"并患，即咽炎、食管炎、胃炎，或"四炎症"并见，即加上肠炎从中医角度而言，脾胃在五脏中居于中土之位，脾胃病变极易引发或传与他脏，而他脏病变亦连及脾胃。临床常见的他脏与脾胃之间失和的情况有：

1. 肝胃不和

肝气郁滞，横逆犯胃，胃失和降，以胃脘、胁肋胀满疼痛，嗳气、呃逆、吞酸，情绪抑郁，不欲食，苔薄黄，脉弦等为常见症，情志异常是本证发生的重要诱因。

2. 胆胃不和

属胆病及胃者，因湿热之邪熏蒸胆腑致胆失通降，侵扰胃腑，胃气不降，既往多有胆囊炎或胆结石病史；属胃病及胆者，因胃中热邪移至胆腑，既往可有胆汁反流性胃炎史，或借助胃镜以明确诊断。胆胃不和证见脘胁胀痛，口苦呕吐苦水等，以脘痛呕胆为特征。

3. 食道与胃同病

在解剖部位，胃向上与食道相连。食道以通降为顺，失于通顺则可引起脾胃失和；而脾胃失和，亦会影响食道气机顺降。患者胃镜检查往往慢性胃炎与食管炎并见。临证见胃脘胀痛，伴见胸骨后食道位置梗塞不顺或烧灼感。

4. 肠道与胃同病

在解剖部位，胃向下与肠道相连。肠道以通运为顺，腑气不通则脾胃不和；而脾胃失和，亦会影响肠道气机顺降。临证见胃脘胀痛，伴见大便失常、腹胀等。

（四）正邪交争是脾胃失和发病的根本

李世增教授认为正气不足是脾胃失和的基本原因，以脾气、胃阴不足为主，治疗以益气养阴为基本治法；邪气盛（寒、热、湿、痰、食、瘀）是引起脾胃失和的重要条件，根据病邪的性质，适当采用散寒、清热、化湿、祛痰、消食、祛瘀等方法。对脾胃病证的辨证，李老重视虚实辨证，补虚泻实是李老"和"法的具体治法之一。

（五）治疗以脾胃和为目的

李世增教授提出"和"法为治疗慢性胃炎的核心治法，治疗贵在纠偏调衡，即纠正二者失衡的病理状态，恢复平衡，以达到脾胃"和"之目的。临证常采用调整阴阳（阴平阳秘，精神乃治）、标本兼治（扶正祛邪，邪去正安）、虚实兼顾、寒热并用、升降相因、刚柔相济、气血并调、通补兼施等方法，另补虚益气养阴并用，认为脾胃以阴为本，以气为用，气阴不足之证多见。总之，上述治则均是以恢复中焦脾胃功能为最终目的。

四、创立养心、清肝、调脾的新"三宝"思想

现代社会，生活节奏加快，社会压力增大，疾病谱较前有了明显的改变。临证中，心脑血管疾病、消化系统疾病及精神情志类疾病的发病明显增多，也包括很多亚健康人群。临床表现为：因心气不足而心悸、失眠、健忘；肝郁气滞（排毒不畅）而见体肥、面暗、烦躁、抑郁；脾胃不和而见胃脘不适、饮食不佳、呃逆、大便不畅等。李世增教授根据当代临床疾病谱的改变，在治疗中尝试创立养心、清肝、调脾的新"三宝"思维，以期解决人体精气神如何保养，精神如何调摄，体内的浊邪如何排除，脾胃如何顾护等问题，创立系列方药以达到"护宝"心、肝、脾之目的，是临证不断探索的核心。

（一）养心

心的主要生理功能是主血脉，而心主血脉功能正常与否需要三方面的条件：心气的充沛，心血的充盈，脉道的通利。现代社会人们工作压力大，生活节奏快，常见精神紧张或思虑太过，劳伤心脾，暗耗心血，致心的气血不足。心气不足，推动无力，心血亏虚，失于荣养，而致心慌、心悸。随着人民生活水平的提高，中国人的饮食结构发生很大改变，摄入量增加，尤其高热量、高脂肪、高糖食物的大量摄

入，和大量饮酒、吸烟等不良嗜好，同时运动量减少，导致高血脂、高血压、高血糖发病率急剧增多，痰浊瘀血阻滞脉道，导致心血瘀阻，而出现胸闷憋气、心前区疼痛。另有外感邪气，或久病正气亏虚亦可导致心悸、心痛等病的发生。故李老认为心病的病机主要分虚实两类：气血亏虚和痰浊瘀血阻滞，临床采用扶正驱邪的治疗原则。扶正，主要以益心气为主，多选用益气养阴的生脉饮加减。血虚者合用当归补血汤、阿胶珠等益气养血。驱邪，多用活血、化痰两法。活血化瘀常用丹参和三七。化痰通脉常以瓜蒌薤白半夏汤加减。心主血脉，功能失常即可导致心神失养，心不藏神而伴见失眠多梦，李老常选用炒枣仁、柏子仁、合欢皮、首乌藤补心安神。故养心，即通过益心气、养心血、通脉道而维持或恢复心主血脉功能的养护、治疗思想。

（二）清肝

肝的生理功能包括藏血和疏泄两方面，以阴血为本，以疏泄为用，故说肝体阴而用阳。肝主疏泄是指肝能调畅气机。肝借助升散之性，使气的运行通而不滞，散而不郁，从而调节血和津液的运行、输布和排泄，饮食物的消化和吸收，胆汁的生成、贮存和排泄，情志活动，以及女子的月经和男子的排精，进而影响生殖机能。若肝失疏泄，既可因疏泄不及而致肝郁气滞或肝气郁结，又可因气的升散太过而致肝气上逆、肝火上炎，基于上述理论，李老在治疗脾胃病，胆汁排泄异常，情志病和妇科、男科疾病时多采用清肝之法。这里所谓清肝是指清理肝气之郁滞，清泻肝胆之火热。应注意肝体阴而用阳，李老在疏肝理气、清肝泻火的同时，一定合用养肝阴、补肝血、柔肝之品。白芍必不可少，根据病情不同，选用女贞子、旱莲草、枸杞子补肝肾之阴；当归、阿胶珠补血养血。疏肝理气选方用药亦忌过用温燥之品。

1. 脾胃病

李老临床治疗脾胃病时除调理脾胃的纳运、升降、燥湿以外，多采用调理肝气、清泻肝火的方法。肝通过促进脾胃的运化功能和胆汁的分泌与排泄调节饮食物的消化和吸收。肝的疏泄功能正常，全身气机疏通畅达，有助于脾升胃降二者之间的协调。可见，肝的疏泄功能是脾胃气机疏通畅达的一个重要条件。故有"土得木而达"之说。若肝疏泄功能异常，影响于脾，脾气不升则生飧泄，脾气受阻不通则腹痛，继而成为痛泻之症，此属肝脾不和；若影响到胃，胃气不降则生膜胀，胃气上逆则见嗳气、呃逆、恶心呕吐、泛酸，此属肝胃不和。故对于肝胃不和或肝脾不和之证，属肝气不疏的，李老常以四逆散为基础方，合用白梅花、香橼、佛手、香附、延胡索等疏肝理气；属肝火上炎的，则用川楝子、菊花、黄芩、夏枯草、羚羊角粉等清肝泻火。久病伤阴，肝体阴而用阳，故加入白芍、石斛、百合等养肝胃之阴的药物。

2. 胆汁排泄异常

胆汁来源于肝，为肝之余气所化，贮藏于胆，其排泄亦有赖于肝的疏泄功能。若肝失疏泄，则胆汁的分泌与排泄异常，出现胁部胀痛、口苦、厌油腻，甚至黄疸等症状。故治疗以清肝利胆为法，四逆散疏肝理气，郁金、枳壳疏肝利胆，白芍、甘草、延胡索柔肝止痛，川楝子、菊花、羚羊角粉等清肝泻火，夏枯草、金钱草、鸡内金清肝软坚排石。

3. 情志异常

气血是情志活动的物质基础，肝失疏泄，气血运行失常，则易致情绪异常。肝郁气滞，气血运行不畅，则易致情绪低落、郁郁寡欢、悲伤欲哭；肝火亢盛，气血逆乱，则常见情绪紧张、急躁易怒；反之，情志活动对肝的疏泄亦有影响。故李老治疗抑郁症、焦虑症、强迫症、精神分裂症等心理疾病多从心肝两脏入手。就肝而言，多用疏肝、清肝之法，以四逆散、柴胡疏肝散、加味逍遥丸为基础方，酌加上述疏肝理气、清肝泻火之品，劫伤肝阴的加入白芍、枸杞、石斛、天冬、麦冬、黄精等养肝肾之阴，和当归、阿胶等养血柔肝之品。并言语疏导患者，嘱其放下，改善心境，祛除致病之因。药物治疗与心理治疗双管齐下，取效甚佳。

4. 女子月经不调，男子排精异常

对于女子月经不调、男子排精异常等疾病多数医家从肾论治，李老亦常常从肝论治。肝失疏泄表现为男子排精不畅或遗精；女子月经周期紊乱，经行不畅或痛经；以及不孕不育等症，临床多使用疏肝理气或清肝泻火法。男子排精、女子排卵、发生月经和肝的疏泄功能密切相关，是肝肾二脏配合的结果。正如朱丹溪在《格致余论》中说："主闭藏者肾也，司疏泄者肝也。"故临床亦常肝肾同治。

（三）调脾

李老临床治疗各类疾病均注重调理脾胃，采用健脾、醒脾、运脾的方法恢复或加强脾胃功能。人体从外界摄入饮食物，盛纳于胃肠，经过胃的腐熟，脾的运化，把饮食物转化成为能被人体吸收的精微物质，并将其布散周身，一方面为

全身各脏腑组织器官提供充足的营养，另一方面为气血的化生提供物质基础，张景岳说："胃司受纳，脾司运化，一运一纳，化生精气。"《内经》："脾胃者，仓廪之官，五味出焉。"因此脾胃共称为后天之本，气血生化之源。故对于脾胃疾病，及各类虚损性疾病，李老都注意调理脾胃，恢复脾胃的运化腐熟功能，使精微物质能够正常地化生、转输，气血化生充足，各脏腑组织器官得到充足的营养，则有利于各类疾病的康复。所谓醒脾，即通过补气、祛湿、升提等方法，唤醒沉睡的脾胃，恢复其正常运化功能，维持气血的化生和全身营养的供给。

1. 补气健脾

饮食物的消化吸收主要依赖于脾气，脾气健运，则饮食物消化吸收正常，全身精微、气血充足；反之，脾失健运，则出现一系列消化系统的症状，如纳呆、腹胀、便溏等，日久全身营养匮乏，气血亏虚而见倦怠、乏力、消瘦等症状。因此，健脾益气，保证脾胃纳运功能正常，在防病治病、养生抗衰老方面具有重要意义。健脾益气李老常用四君汤、补中益气汤等，同时食欲不振或食谷不化者多合用焦三仙、鸡内金、谷麦芽，助其消食开胃。李老善活用参类健脾，脾气虚甚者用人参，阳气不足者用红参，气阴两虚者用西洋参；普通气虚者多用党参，气阴两虚者用太子参合北沙参。

2. 运脾除湿

脾主运化，包括运化水谷和运化水液两方面功能。脾能够将摄入的水液转化成为津液，并转输至全身。脾气充足，则津液的化生、输布正常，否则即会产生病理性的水液，即水、湿、痰、饮。即《内经》所言："诸湿肿满皆属于脾"，

"脾为生痰之源"，"脾虚生湿"。反之，湿邪也最易伤脾，故脾属阴土，喜燥而恶湿，脾燥，运化始能正常。故健脾多用温燥之品，如党参、黄芪、白术等。脾虚易生湿邪，湿邪困脾，更使其运化功能减退。对于脾虚湿困的患者，李老在健脾益气的同时，加入化湿运脾之品，常用祛三焦湿邪的苦杏仁、白蔻仁、薏苡仁，芳香化湿的藿香、佩兰、苍术，淡渗利湿的茯苓等。湿盛而舌苔厚腻者，应加重祛湿之力，使用茵陈、车前子、大腹皮、猪苓、泽泻等，即所谓"治湿不利小便非其治也"。

3. 益气升提

脾气的运动特点是上升，脾气主升，以维持升清和升举功能。通过脾气升散，将水谷精微向上转输至心肺头目，通过心肺化生气血，营养全身。脾气上升还可以维持内脏位置的相对恒定。如果脾气虚，脾气不升，反而下陷，即会导致清浊混杂而下，发生腹泻，泄下不消化的饮食物，《素问·阴阳应象大论》说："清气在下，则生飧泄"；或导致内脏位置的下垂。因此，在治疗脾气亏虚、脾气不升的久泻、久利，内脏位置下垂等多种病症时，李老多在健脾益气基础上添加柴胡、升麻、葛根、防风等升提之品，效果显著。

大医精诚万世师表

五、用药思维

（一）轻、廉、便

李世增教授主讲温病学，用药深受叶天士、李东垣影响。用药清灵，正如叶天士临床用药之特点。清者，善用清法，或清凉，或清补；灵者，轻灵也，轻清宣透，轻可去实，并师古不泥，善于应变。二如李东垣用药量，量轻，不求大量，忌厚重。并设身处地为病人着想，用药尽量用以廉，绝不盲目追求经济效益而一味用贵药，以期减轻病人经济负担。另求治者中，多为慢性病，需服药时间较长，为使患者坚持用药以使病愈，往往多法并用，汤药、中成药、茶饮方、外治方等俱告知病人，若不能坚持服用汤药，可以他法治疗，以方便患者应用为目的。

（二）善用药对、药组

李世增教授用药主张杂而不乱，理法方药一气贯通，临证处方时多将古今数方化裁，取古今方剂之精华，少用原方，所用方中主药，或采其意；用药善用甘寒，少用苦寒；善用药对、药组，或寒热，或升降，或气血，或散收，主次分明，配合巧妙，浑然一体。如以治疗肝脏疾病为例，清肝最常用药对为杭白芍伍杭白菊，甘寒为主，补泻并用；平肝常用药组天麻、钩藤、白蒺藜并用，以轻药为主，少用重镇平肝之品；疏肝药组为醋柴胡、杭白芍、郁金、枳壳。药药配合，或协同作用，增强药力；或控制多功效中药作用方向；或减轻药物的毒副作用。如李老常用药对郁金配枳壳、佛手配香橼、荆芥配防风、藿香配佩兰、黄芪配党参、桑白皮配黄芩、桑寄生配续断等即是通过功用相同或相近的药物配伍，而达到增强药力，提高治疗效果的作用。对于某些多种功效的药物，李老通过配伍不同的药物，改变药物的作用方向，如醋柴胡具有疏肝理气、退热解表、升阳举陷的作用，醋柴胡配白芍，疏肝柔肝；醋柴胡配升麻，升举阳气；醋柴胡配防风，发表退热。再如川芎配白芍行气解郁，柔肝止痛；配羌活、细辛、白芷、藁本等引经药，祛风止痛；配当归或赤芍，活血调经。另外，通过配伍可以减轻药物的毒副作用，如李老常用生姜配半夏，减轻或消除半夏的毒性；砂仁配熟地黄，防止熟地黄滋腻碍胃；在各类方剂中加入甘草，调和诸药，缓和、减轻药物的毒副作用。总之，李世增教授临床巧妙、灵活地运用药对，简便易行，效果显著。

（三）五脏六腑虚实用药

李世增教授根据五脏六腑生理病理特点，结合临床实践，针对五脏六腑病证，提出自己的虚实辨证核心用药法则。

1. 心系疾病

（1）心实："心实则哭笑不休，邪在心则痛"。治宜降火清热，方剂：十味导赤散（黄连、黄芩、麦冬、半夏、茯苓、赤芍、木通、生地、地骨皮、甘草）；常用中药包括水牛角、石膏、甘草、麦冬、丹皮、滑石、竹叶、灯心草、大黄、芒硝。

（2）心虚："心虚则悸"。治宜益气补血，方剂：醒心散（人参、麦冬、五味子、远志、茯神、石菖蒲、生地黄）；常用中药包括人参、炙甘草、龙眼肉、酸枣仁、五味子、柏子仁、白芍、北沙参、当归、紫石英。

2. 小肠病

（1）小肠实："小肠实则小便不利或赤或痛或尿血"。治宜渗利，方剂：导赤散（木通、生地黄、竹叶、甘草）；常用中药包括茯苓、生甘草、知母、黄连、木通、生地黄、灯心草、滑石、栀子、车前子、海金沙。

（2）小肠虚："小肠虚则飧泄"。治宜补气，方剂：参芪地黄汤（人参、黄芪、茯苓、山茱萸、丹皮、山药、熟地黄、生姜、大枣）；常用中药包括人参、黄芪、山茱萸、麦冬、茯苓、金樱子、五味子、白芍、益智、牡蛎。

3. 肝病

（1）肝实："肝实则怒"。治宜清热降气，方剂：泻青丸（当归、川芎、栀子、羌活、防风）；常用中药包括柴胡、黄连、黄芩、橘皮、青皮、甘草、青黛、羚羊粉、菊花、龙胆。

（2）肝虚："肝虚则罢（疲）"。治宜辛散甘缓，方剂：补肝丸（川芎、当归、白芍、生地、防风、羌活）；常用中药包括当归、木瓜、菊花、石斛、胡麻仁、酸枣仁、决明子、女贞子、川芎、香附。

4. 胆病

（1）胆实："胆实则口苦"。治宜和解清胆，方剂：温胆汤（橘红、半夏、茯苓、甘草、枳实、竹茹）；常用中药包括柴胡、黄芩、半夏、生姜、甘草、菊花、生地黄、龙胆、丹皮、枳实、竹茹。

（2）胆虚："胆虚则易惊"。治宜利胆气，方剂：仁熟散（柏子仁、熟地黄、人参、五味子、枳壳、山茱萸、肉桂、菊花、茯神）；常用中药包括人参、当归、甘草、竹茹、竹叶、决明子、白芍、酸枣仁、陈皮、茯神、木贼。

5.脾病

（1）脾实："脾实则湿淫热郁，诸湿肿满"。治宜除湿清热，方剂：泻黄散（栀子、藿香、石膏、防风、甘草）；常用中药包括茯苓、猪苓、栀子、黄连、防风、泽泻、车前子、葛根、豆蔻、枳实。

（2）脾虚："脾虚则腹胀肠鸣泄泻"。治宜甘缓辛酸，方剂：益黄散（陈皮、诃子、青皮、丁香、炙甘草）；常用中药包括人参、黄芪、山药、扁豆、莲子肉、茯苓、橘红、白豆蔻、木瓜、藿香、白芍、甘草。

6.胃病

（1）胃实："阳明之为病，胃家之实也"。治宜清热散结，方剂：平胃散（苍术、陈皮、厚朴、生姜、大枣、甘草）；常用中药包括大黄、连翘、枳实、石膏、知母、木瓜、竹茹、茯苓、夏枯草、芦根、蒲公英、白花蛇舌草。

（2）胃虚："胃虚则中寒膜胀"。治宜清热益气，方剂：异功散（人参、茯苓、白术、陈皮、生姜、大枣、甘草）；常用中药包括石膏、葛根、白芍、石斛、木瓜、白术、莲子肉、扁豆、白豆蔻、太子参、黄芪、甘草。

7.肺病

（1）肺实："肺实则喘咳胸频伸息"。治宜降气清润，方剂：泻白散（桑白皮、地骨皮、甘草）；常用中药包括紫苏子、桑白皮、黄芩、苦杏仁、枇杷叶、浙贝母、前胡、瓜蒌、麦冬、牛蒡子、葶苈子。

（2）肺虚："肺虚则少气鼻吸不利"。治宜顺气清润，方剂：益肺汤（阿胶、牛蒡子、糯米、马兜铃、苦杏仁、甘草）；常用中药包括苏子、川贝母、北沙参、南沙参、百合、苦杏仁、麦冬、五味子、枇杷叶、百部、人参。

8. 大肠病

（1）大肠实："大肠实则腹胀气满肠风下血"。治宜凉血清热，方剂：泻肠散（生地黄、赤芍、芒硝、陈皮、竹茹、栀子、黄芩、黄柏、生姜、大枣）；常用中药包括黄连、生地黄、槐花、大黄、芒硝、枳壳、桃仁、防风、白头翁、地榆、石膏、生甘草。

（2）大肠虚："大肠虚则泄痢肠鸣脱肛"。治宜补气生津，方剂：实肠散（厚朴、肉豆蔻、诃子、砂仁、陈皮、苍术、茯苓、木香、炙甘草、姜枣）；常用中药包括黄芪、炙甘草、白术、扁豆、莲子、知母、地榆、郁李仁、木瓜、防风、补骨脂、赤石脂。

9. 肾病

（1）肾实：古人认为肾无实，临床多为正虚标实，可见癃闭证等。治宜益肾清热化瘀泄浊，方剂：益肾化瘀泄浊汤（六味地黄丸加大黄、桃仁）；常用中药包括人参、肉桂、附子、黄芪、生熟地黄、知母、黄柏、萆薢、车前子、大黄、红花、桃仁、益母草、丹参。

（2）肾虚："肾虚则耳聋目昏（瞳仁昏暗）"。治宜滋阴生精补血除热，方剂：六味地黄丸、金匮肾气丸；常用中药包括生地黄、熟地黄、天冬、麦冬、枸杞子、石斛、肉苁蓉、益智、鹿角胶、仙茅、紫河车、蚕蛾、温脐纳。

10. 膀胱病

（1）膀胱实："膀胱实则小便不通（癃）"。治宜润宜渗，方剂：葵子丸（冬葵子、赤苓、猪苓、枳实、瞿麦、滑石、木通、黄芩、车前子、生姜、甘草）；常用中药包括黄柏、知母、滑石、木通、瞿麦、车前子、旋覆花、茯苓、猪苓、阿胶、泽泻。

（2）膀胱虚："膀胱虚则遗尿"。治宜补气，方剂：既济丸（菟丝子、益智、肉苁蓉、茯苓、韭菜子、当归、熟地黄、牡蛎、黄柏、知母、山萸肉、五味子）；常用中药包括人参、山萸肉、天冬、麦冬、牛膝、益智、金樱子、五味子、枸杞子、牡蛎、鹿茸、桑螵蛸。

中篇　临证精粹

大医精诚万世师表

一、胸　痹

（一）病因病机及诊疗思路

胸痹之证，证情复杂，本虚标实兼杂。虚者多见气虚、阳虚、阴虚、血虚，尤以气虚、阳虚多见；实者不外气滞、寒凝、痰浊、血瘀，并可交互为患，其中又以血瘀、痰浊多见。故治疗之时往往需兼顾虚实诸端，多方相合方能取效。尤应注意高血压、冠心病等心脑血管疾病，多发于中老年人，年过半百，肾气渐衰。肾阳虚衰则不能鼓动五脏之阳，引起心气不足或心阳不振，血脉失于阳之温煦、气之鼓动，则气血运行滞涩不畅，发为心痛；而肾阴亏虚，则不能滋养五脏之阴，阴亏则火旺，灼津为痰，痰热上犯于心，心脉痹阻，亦为心痛。故老年人罹患本病，往往气血阴阳诸不足，病情复杂，需仔细辨清主次程度，审慎用药。

李世增教授认为心系疾病主要分虚实两类：气血亏虚和痰浊瘀血阻滞，故临床采用扶正驱邪的治疗原则。扶正，以益气为主，选用益气养阴的生脉饮加减。生脉饮三药一补一润一敛、益气养阴，使气充津生脉复。现代研究该方具有强心、双向调节血压、改善周围血液循环等作用。李老使用时，气虚甚者多党参、黄芪同用，气阴两虚，兼有热象则太子参与北沙参同用。血虚甚者合用当归、阿胶珠等补血药。驱邪，多用活血化瘀、祛湿化痰两法。活血化瘀李老常用丹参和三七，丹参祛瘀生新而不伤正，《本草纲目》谓其"能破宿血，补新血"；三七亦具有化瘀不伤正的特点，且可补虚强化。化痰通脉李老常以瓜蒌薤白半夏汤加减。早在《灵枢·五味》中就有"心病者，宜食麦、羊肉、杏、薤"的记载。《金匮要略》则在其基础上用三薤白汤为主方通阳散结、豁痰化饮治疗胸痹。"胸痹不得卧，心痛彻背者，瓜蒌薤白半夏汤主之"。现代药理研究显示：在心血管方面，半夏提取物具有降压、降脂作用；瓜蒌有扩张冠状动脉、增加血流量、提高耐缺氧能力、降低血清胆固醇等多种作用，可明显缓解心绞痛，增加冠状动脉流量，保护缺血心肌，缩小梗死面积。动物实验有减少主动脉粥样硬化之脂质斑块面积和厚度的作用，还有降低过氧化脂质、抑制血小板聚集的作用。薤白可调血脂、抗动脉粥样硬化，抑制血小板聚集，对心肌缺氧缺血及缺血再灌注心肌损伤有保护作用。瓜蒌、薤白药对有抑制血小板聚集和促进解聚的作用，可防止血栓的形成，并提高动物的耐缺氧作用。

（二）辨治经验

李老认为胸痹在临床上常可见气阴两虚、阳气不足、心血瘀阻、痰浊壅盛诸证等，治疗胸痹通常以"养心益肺"为重点，常以生脉散养心补气，丹参饮活血化瘀、行气通络，瓜蒌薤白半夏汤加味以温通心阳，豁痰降浊。

1. 气阴两虚

气虚无以推动血行，阴虚则脉络不利，可致血行不畅，气血瘀滞，临床症见胸闷隐痛，时作时止，气短心悸，倦怠疲乏，面色少华，舌淡红苔薄白，脉细无力。治疗以益气养阴，活血通脉。方药以生脉散合丹参饮加减，药用生黄芪、党参（太子参）、北沙参、麦冬、五味子、远志、丹参、三七、瓜蒌、炙甘草等。

2. 阳气虚衰

阳气虚衰，肾阳不能温通心阳，症见胸闷气短，甚者胸痛彻背，可伴有心悸、汗出，畏寒肢冷，面色苍白，腰酸、乏力，舌淡白或质暗，脉沉细尺弱。治疗以益气温阳、活血通脉。处方以生脉散合瓜蒌薤白汤加桂枝、淫羊藿等，药用党参、麦冬、五味子、丹参、瓜蒌、薤白、桂枝、淫羊藿、三七、炙甘草等。

3. 心血瘀阻

血脉瘀滞，脉络不通，不通则痛，故见胸部刺痛，固定不移，或有心悸不宁，舌质暗或有瘀斑，脉沉涩。治疗以益气活血，通络止痛。处方以生脉散合丹参饮或血府逐瘀汤加减，药用党参、麦冬、五味子、丹参、瓜蒌、三七、川芎、当归、元胡、枳壳、炙甘草等。

4. 痰浊壅盛

痰浊阻塞，胸阳被遏，故胸闷如窒而痛，或痛引肩背，痰多，气短喘促，形体肥胖，肢体沉重，舌质暗苔白腻，脉滑。治疗以活血通阳，豁痰化浊。处方以丹参饮合瓜蒌薤白半夏汤加减，药用党参、茯苓、丹参、瓜蒌、薤白、半夏、橘红、白豆蔻、三七、炙甘草等。

李世增教授认为，临床上以上证型之间并不能截然分开，有些证型往往同时出现，如气阴两虚，气不推动血液的运行，可同时合并有血瘀的存在，痰浊与血瘀往往亦同时并见。所以临床治疗不能固守成规，需根据辨证多种治法灵活运用，加减用药。

（三）现代数据挖掘

1. 单味药分析

应用现代数据挖掘手段，采用中医传承辅助软件，研究李世增教授亲自接诊的患者中诊断为胸痹的首诊处方共计189张，结合李老的临床用药经验及频次为核心的显性经验分析，总结出李世增教授治疗胸痹常用的药物包括生甘草、丹参、麦冬、半夏、五味子、瓜蒌、薤白、三七、丝瓜络、陈皮、郁金、枳壳、太子参、延胡索等，这些药物分别具有益气养阴、理气化痰通阳、活血通络等功效，其中太子参、麦冬、五味子、丹参、半夏、瓜蒌、薤白、三七、生甘草是李老常用治疗胸痹的基础方——加味生脉散合瓜蒌薤白半夏汤，合而养心益肺，通阳化瘀，显示出其治疗胸痹用药的集中性。

进一步分析李老所用药物的性味归经。结果显示温性药物占40.24%，平性药物占26.28%，凉性（微寒）药物占18.70%，寒性药物占14.78%，其所用药物以温平为主。符合李老临证对胸痹的辨识——以气、阳不足为主，部分患者见阴虚之象。药味统计以苦、甘、辛为主，其中苦味占36.68%，甘味34.78%，辛味19.24%。归经统计以归心肺、脾胃、肝经为主，其中归肺经占24.80%，胃经16.91%，脾经14.84%，肝经14.58%，心经14.47%。性味归经相合，符合李老对胸痹的病机认识。

2. 药物组合分析

运用数据挖掘方法中的复杂系统的熵方法，进行以关联为核心的隐性经验分析，得到李老治疗胸痹的新方核心组合11个。

方1：五味子，白芍，丹参，三七。

方2：五味子，白芍，柴胡，夏枯草。

方3：薤白，半夏，瓜蒌，女贞子。

方4：黄芩，延胡索，浙贝母，川贝母。

方5：茯苓，黄精，连翘，首乌藤，合欢皮。

方6：丝瓜络，荆芥，陈皮，菟丝子，枸杞子，防风。

方7：丝瓜络，路路通，陈皮，菟丝子，枸杞子。

方8：北沙参，党参，菊花，夏枯草。

方9：麦冬，白芍，柴胡，夏枯草。

方10：党参，桂枝，鸡血藤，连翘。

方11：太子参，党参，鸡内金，川芎，鸡血藤。

新处方重在隐性经验分析，结合频次分析为核心的显性经验分析，及李老治疗胸痹的基本立法处方，可得出以下结论。

（1）方1、2、9：标本并治，兼顾心肝。五味子伍白芍养心敛阴、气阴双补，麦冬合白芍重在养阴、益阴敛阴，丹参合三七活血通心络，而柴胡合夏枯草疏肝清肝，气血兼顾。李老认为，胸痹之发病与肝之疏泄失调而导致的气血运行不畅有密切的关系，临床相当一部分患者会出现情绪失常，当以疏肝清肝调肝以治之，并注重补肝体以助肝用。

（2）方8、10、11：以党参为君药。臣以北沙参或太子参，益肺养心、气阴双补，或以桂枝益气通络，并宣发肺气以助"肺朝百脉"之功。佐以菊花合夏枯草以清肝调肝，或连翘合鸡血藤清心通络，或川芎、鸡血藤及鸡内金活血通络，兼以消食。

（3）方3、4、6、7：重在化痰通络。主药以薤白、瓜蒌合半夏化痰理气、宣通胸阳，或以丝瓜络（方7加路路通）合陈皮理气化痰、通心肺脉络，或以川贝母并用清肺化痰。佐以女贞子，或合用菟丝子补肝肾，益肾水以养心阴；方6另佐以荆防以宣通肺气，加强通络之力；方4伍黄芩以加强清肺之功，延胡索活血行气止痛。临床胸痹患者，若感受外邪，首先犯肺致肺气不宣，痰浊内生，影响肺络通畅，心脉瘀阻往往加重，故应用荆防、川浙贝等心肺并治，方能奏效。

（4）方5：注重养心神。首乌藤配伍合欢皮以养心安神，合茯苓加强安神之功，并可健脾利水湿；黄精合连翘清心养阴，心神不宁者多有内热扰心，清补并用可助安神。

综上诸方，符合李老对胸痹心痛的认识：本病总属本虚标实之证，心脉瘀阻不通为标，瘀之产生于实，无外乎寒、热、气、血、痰、食、湿等，而尤宜气血为要，故治疗重视调畅气血，兼顾清心、通阳、化痰、消食、利水湿等；而瘀之产生的根本，在于气阴不足，补气重在心肺，养阴当以心阴为主，兼顾肝肾。

（四）典型医案

验案一　冠心病

张某，男，59岁，2013年12月21日初诊。主诉：心前区疼痛1年。素有高血压、高脂血症史，现活动、劳累即发心前区疼痛，休息后好转，舌体胖大，有齿痕，苔白腻，脉弦。

中医诊断：胸痹（气虚痰阻、痰气互结证）。

西医诊断：冠心病。

治法：益气祛痰，行气活血，通阳散结。

方药：

太子参 30g	麦　冬 10g	五味子 6g	瓜　蒌 30g
薤　白 10g	姜半夏 6g	茯　苓 12g	佛　手 10g
川　芎 6g	三　七 10g	延胡索 10g	天　麻 10g
菊　花 10g	丹　参 15g	化橘红 10g	连　翘 12g
阿胶珠 10g	丝瓜络 6g	炙甘草 10g	

7 剂，水煎服。

二诊（12 月 28 日）：药后体力增强，活动后胸痛发作次数减少，缓解快，舌苔变薄。上方加炙黄芪 15g，续服 7 剂。

三诊（2014 年 1 月 11 日）：患者服药 2 周，胸痛明显减轻，劳累后多发，舌胖大齿痕，苔薄白，脉弦。方药：

太子参 30g	麦　冬 10g	五味子 6g	瓜　蒌 30g
薤　白 10g	生黄芪 30g	炒白术 10g	茯　苓 12g
当　归 10g	阿胶珠 10g	白　芍 10g	菊　花 10g
香　附 10g	郁　金 10g	枳　壳 10g	佛　手 10g
延胡索 10g	川　芎 6g	三　七 10g	丹　参 15g
鸡血藤 15g	丝瓜络 6g	炙甘草 10g	

14 剂，水煎服。

经加减治疗 1 月余，临床诸症消失。

【按语】患者年近六旬，肝肾亏虚，阴不制阳，而肝阳上亢，故血压高多年，服西药控制较好。素嗜肥甘，血脂高多年，现舌胖大齿痕，苔厚腻，属脾虚痰湿偏盛体质。气虚推动无力，血液运行不畅，不通则痛，而致胸痹；阴血不足，脉道空虚，心失所养，不荣则痛，亦致胸痹。故治疗当以四君子汤、生脉饮、当归补血汤合阿胶珠益气养阴补血，养心以止痹痛；另以瓜蒌薤白半夏汤化痰通痹，并合用大量行气活血之品，恢复气血正常运行而止胸痹。另加天麻、菊花平肝潜阳，涵敛制约肝阳，平抑血压。复诊疗效显著，因其劳则发，以虚为主，故加大益气养血之品。

验案二　病毒性心肌炎

王某某，女，33 岁，2013 年 3 月 23 日初诊。主诉：胸闷反复发作 10 年。10 年前患病毒性心肌炎经治疗好转。心肌酶、心电图均正常，但胸闷反复发作。刻诊：胸闷，乏力，口干，小便黄，大便干，日 1 行。面淡无华，舌边尖红、苔薄黄，脉细数。

中医诊断：胸痹（气阴不足，痰浊扰心）。

西医诊断：病毒性心肌炎。

治法：益气养心，涤痰化浊。

方药：

党　参 10g	北沙参 10g	麦　冬 10g	玄　参 10g
瓜　蒌 30g	薤　白 10g	丹　参 15g	姜半夏 10g
郁　金 10g	枳　壳 10g	菊　花 10g	白　芍 10g
芦　根 10g	白茅根 20g	丝瓜络 10g	熟大黄 10g
紫苏梗 10g	陈　皮 6g	甘　草 10g	制何首乌 10g

7 剂，水煎服。

二诊（3 月 30 日）：服药 7 剂后胸闷明显好转，乏力减轻，近日面部丘疹，伴瘙痒，舌红，苔花剥，脉细。继以前法加散风止痒。方药：

北沙参 12g	麦　冬 10g	百　合 10g	生地黄 15g
玄　参 12g	瓜　蒌 20g	丹　参 12g	桑白皮 10g
黄　芩 10g	金银花 20g	连　翘 12g	熟大黄 10g
蜜枇杷叶 10g	白鲜皮 10g	荆芥穗 3g	芦　根 10g
白茅根 30g	生甘草 6g		

7剂，水煎服。

经加减治疗 1 月余，胸闷憋气未发作，面部皮疹消失，临床治愈。

【按语】纵观本例患者，年轻女性，心肌炎病史 10 年，虽然心电图、心肌酶均正常，但胸闷一直未愈，反复发作，初诊时胸闷乏力，口干，小便黄，大便干，气阴不足则口干乏力，痰浊日久扰心则胸闷，气阴不足、阴虚血少则小便黄，大便干。故在治疗时李老用党参益气，北沙参、麦冬、玄参滋阴。《日华子本草》载"北沙参补虚，止惊烦，益心肺，并治一切恶疮疥癣及身痒，排脓消肿毒"；《珍珠囊》载"麦冬治肺中伏火，生脉保神"。瓜蒌、薤白宽胸散结，丹参活血祛瘀、养心除烦，苏梗、陈皮、枳壳行气宽胸，姜半夏化痰宽胸，制首乌补血，生甘草调和诸药。诸药合用，益气养心，涤痰化浊，故取效明显。二诊时患者面部皮疹瘙痒，李老在处方时加入了荆芥散风止痒，白鲜皮燥湿止痒，金银花、连翘解毒止痒，白茅根、芦根清热凉血止痒。诸药合用，益气养阴，凉血热，散风邪而痒止，故取效明显。

二、心　悸

（一）病因病机及诊疗思路

心悸是指气血阴阳亏虚，或痰饮瘀血阻滞，心失所养，心脉不畅，引起心中急剧跳动，惊慌不安，不能自主为主要表现的一种病证，多因情绪激动或劳累而诱发。发作时常伴有胸闷、气短，甚至眩晕、喘促及晕厥；脉象或数，或迟，或结代等。根据本病的临床表现，冠心病、高心病、病毒性心肌炎、甲亢及植物神经功能紊乱等疾病导致的心律失常，大多都具有心悸的临床表现。李世增教授认为心悸产生的根本原因在于心气不足，与五脏功能失调有关，注重顾护脾胃，以加味生脉散为基本方治疗。

心悸的病位主要在心，由于心神失养，心神动摇，悸动不安。但其发病与脾、肾、肺、肝四脏功能失调均有关系。李老临证注重从五脏整体出发，辨病性虚实而治。而临证所见病例，多为虚实夹杂之证。虚者需辨别气、血、阴、阳之亏损而致心神失养，但心气不足多为基本病理基础；实者多辨痰、火、水饮、气滞、或瘀血阻脉。李老治疗心悸以多方求之，数方综合。治疗本病注重养心安神定悸，最常用之基础方亦为加味生脉散化裁。气虚方中多用党参，或参芪相配，或配四君子汤以加强补气之功；气虚但兼有内热或气阴不足者，多以太子参易党参；阳虚则合桂枝以通阳，并伍以补肾阳之品以助心阳，如桑寄生、续断、淫羊藿等；以阴血不足多以北沙参易党参，常配伍炙甘草汤方中滋阴养血之药，如生地、阿胶珠（不用阿胶，防其碍胃）。

因血脉是神志活动的主要物质基础，故心神主要依赖心血的营养作用。而心血的运行通畅最基本的前提条件有三，即血液充盈、脉道通利，并有充沛心气推动血液的运行。

为保证血液充盈，故养血治法为心悸治疗中的基本治法，考虑肝、心为母子脏，治疗中注重养心肝之阴血的药物的应用，如酸枣仁、合欢皮、首乌藤、白芍等，母子脏并治有助于加强安神定悸之功。

脉道不畅多因有形之邪如痰、饮瘀阻，或久病入络，气滞血瘀，致患者脉中血液运行不畅，表现唇紫、舌暗，有瘀点、瘀斑，或舌下静脉曲张，行气活血之品每每必用，如丹参、三七、延胡索、郁金、紫苏梗、薤白等，此外肝气郁滞在全身气机运行中具有重要影响，心悸的患者兼有肝郁，重视调畅肝胆气机，常用醋柴胡、郁金、枳壳、香橼、佛手、香附等药。

心悸患者多半心气不足，素体偏弱，益气养心同时，尤其重视"心脾（胃）同病"之说，用药时考虑心病从脾（胃）论治。

心与脾（胃）的关系非常密切，缘于二者之间属于（心）火（脾）土相生的母子关系，相互滋生，相辅相成，即"子能令母虚，母能令子实"。在临床上，有"心胃同病"之说，即脾胃为后天之本，气血生化之源，脾（胃）衰则诸病丛生，心悸、心血失养，心病乃生。故对于心病，李老一直告诫病人注意调理脾胃，切忌膏粱厚味、饱餐等。

若脾（胃）功能失调，则水湿不化，或为湿热，或为痰湿，浊痰交织，滞而化瘀，阻碍心机不能运转，亦可发为心悸、胸痹等。因此，健运脾胃，阻断病理形成，可达到"不治已病治未病"之目的。治疗时脾气虚明显者常用四君子汤（党参或太子参、茯苓、白术、甘草）之意补气健脾，并配紫苏梗、陈皮健脾和中；若气虚不甚者，注重醒脾健脾之法，用药广藿香、佩兰、白豆蔻等；或以焦三仙、鸡内金、谷麦芽等消食助脾运。

（二）典型医案

验案一　强迫症

宋某某，女，52岁，2013年11月9日初诊。主诉：见尖细物品心悸，伴恐惧2年。2年前患者无明显诱因而发病，凡见针、曲别针等尖细物品即觉不适，心悸，恐惧，需反复查找确认后方可平复。眠佳，便黏，日1次，舌偏红，少苔，脉弦细。

中医诊断：心悸（心气不足，肝郁化火证）。

西医诊断：强迫症。

治法：益气养心，清肝安神。

方药：

太子参 30g	北沙参 12g	玄　参 10g	玉　竹 10g
石　斛 10g	百　合 10g	炒枣仁 20g	柏子仁 12g
阿胶珠 10g	郁　金 10g	枳　壳 10g	丹　参 15g
合欢皮 12g	首乌藤 15g	生龙骨 30g(先煎)	生牡蛎 30g(先煎)
石菖蒲 10g	远　志 10g	焦山楂 10g	焦神曲 10g
焦麦芽 10g	炙甘草 6g	羚羊粉 0.3g(冲)	

大医精诚万世师表

7剂，水煎服，日1剂，分两次服。

二诊（12月23日）：患者服药1月，自觉心悸、恐惧减轻，眠佳，舌偏红，苔薄白，脉弦细。守方加减：

太子参30g	麦　冬10g	五味子6g	丹　参15g
郁　金10g	枳　壳10g	阿胶珠10g	石菖蒲10g
远　志10g	茯　苓12g	姜半夏6g	佛　手10g
山　药20g	天　麻10g	钩　藤15g	炒枣仁20g
首乌藤30g	生龙骨30g(先煎)	生牡蛎30g(先煎)	丝瓜络10g
焦山楂10g	焦神曲10g	焦麦芽10g	生甘草6g

14剂，水煎服。另嘱早服加味逍遥丸，晚服柏子养心丸。

三诊（2014年3月8日）：患者间断守上方服药30余剂，心慌恐惧明显减轻，见尖细物品则略感不适。眠佳，便调，舌淡红，齿痕，苔薄白，脉弦细。继续巩固疗效，上方去茯苓、山药、炒枣仁、丝瓜络及焦三仙，加白芍10g，白菊10g，香附10g，陈皮10g，石斛10g，百合10g。14剂，水煎服。

【按语】此案为神志方面的疾病，属中医的惊悸，怔忡范畴。强迫症属于焦虑障碍的一种，是以强迫思维和强迫行为为主要临床表现的神经精神疾病，其特点为有意识的强迫与反强迫并存，并可由此产生焦虑。李老认为该病发生源于患者心之气血不足，心藏神，血为神的物质基础，气血不足，神失所养则心悸，恐惧。同时情志所伤，肝郁气滞，郁而化火，气血运行失常，则致情志异常，患者主要表现以心悸伴恐惧，特别为心悸而苦。故针对病机采用养心益气安神，与疏肝理气、养阴清肝镇静药物相结合，既治标又治本，标本同治，从心肝入手取得良好效果。同时使用石菖蒲合远志交通心肾；石菖蒲、郁金、陈皮、姜半夏化痰开窍。诸法合用对于强迫症这一临床难治疾病取得极佳效果。

验案二 病毒性心肌炎

崔某某，男，16 岁，2013 年 5 月 20 日初诊。主诉：胸闷心慌气短，反复发作 1 年余。患者 1 年前患病毒性心肌炎后，经西医系统治疗痊愈，但此后时觉胸闷、心悸、头昏、头痛、疲乏，精神不佳，纳可，眠时有早醒，醒后难以入睡；二便正常，但精神紧张易腹泻。舌嫩红，苔薄白微黄稍干；脉细弦，沉取有力。

中医诊断：心悸（气阴两虚）。

西医诊断：病毒性心肌炎。

治法：补气益阴养心。

方药：

太子参 10g	五味子 6g	生黄芪 15g	丹　参 12g
茯　苓 12g	生地黄 12g	阿胶珠 6g	黄　精 10g
桂　枝 3g	生薏苡仁 20g	玄　参 10g	丝瓜络 6g
生甘草 6g

7 剂，水煎服。

二诊（5 月 27 日）：服药后胸闷气短、心悸未现，今晨起自觉头痛不舒，查 BP110/70mmHg。舌红，苔薄黄，脉弦细。药已见效，随证加减治疗，针对患者苦于头痛，虑及与情绪（学习压力）、睡眠不佳有关，适当增加清利头目、止痛、安神、清肝疏肝之品。方药：

北沙参 10g　　太子参 15g　　麦　冬 10g　　郁　金 10g

枳　壳 10g　　连　翘 10g　　合欢皮 12g　　首乌藤 12g

菊　花 10g　　桑　叶 10g　　白　芍 10g　　延胡索 10g

丝瓜络 10g　　丹　参 12g　　生甘草 6g

7 剂，水煎服。

三诊（6 月 3 日）：自觉精神振，无疲乏感，头痛、头晕明显好转，无胸闷、心悸发作。舌淡红，苔薄白；脉弦细。虑心悸诸证基本消除，继续养心巩固疗效。方药：

太子参 20g　　北沙参 10g　　麦　冬 10g　　生薏苡仁 30g

桂　枝 6g　　全瓜蒌 15g　　薤　白 6g　　姜半夏 10g

茯　苓 10g　　丹　参 12g　　生甘草 6g

14 剂，水煎服。

四诊（6 月 24 日）：病情稳定，胸闷，心悸无发作。舌红、苔薄白微黄而干；脉弦细。病情稳定，继续随证加减治疗。方药：

太子参 20g　　北沙参 10g　　麦　冬 10g　　丹　参 12g

茯　苓 12g　　全瓜蒌 20g　　薤　白 6g　　桂　枝 6g

生甘草 6g

14 剂，水煎。

1 年后随访，胸闷、气短、心悸均未发作。

【按语】病毒性心肌炎是由于病毒侵袭心肌引起的细胞及组织间隙局限性或弥漫性的炎症，以心肌缺血和炎性细胞浸润为主要病理改变，属中医"胸痹""心悸""怔忡"范畴，是由外邪侵袭机体，闭阻心脉而致。发病的根本原因是人体正气方虚，外邪侵袭，内舍于心，耗气伤阴，导致气阴两虚，早期以热毒为主，晚期形成血脉瘀阻，但气阴两虚贯穿始终，而其恢复期则主要以气阴两虚为主，故治疗以扶正为主，益气养阴，辅以驱邪。故病理性质是虚实相兼，心虚为主，临证李世增教授善用生脉散为主方，加味化裁，以心悸为主要表现为主，合炙甘草汤养心复脉。中医对病毒性心肌炎的认识主要与气阴两虚为主，生脉散切中本病机，且所用药物均作用于心，很有针对性。李老临证往往根据患者气血阴阳不足的具体情况，将人参以其他参药代替，人参为峻补元气之第一药，性偏温燥，气虚为主者多用党参或太子参，阴虚较重则加用北沙参，且临证必用丹参一药以清心凉血、活血化瘀。现代研究证实，丹参对心肌有良好的保护作用，可改善心肌微循环灌流量，提高心肌对缺血、缺氧的耐受性。

三、不　寐

（一）病因病机及诊疗思路

　　不寐之名载于《难经》，在《内经》中称为"不得卧""目不瞑"。中医学认为正常生理状态下，人的睡眠有赖于卫气的正常运行，卫气"昼日常行于阳，夜行于阴，故阳气尽得卧，阴气尽得寐"。自然界昼夜交替，人则寤寐轮换，倘若人体由于某种原因使得卫气运行失常而不得交于阴，就可致寤寐失调，导致不寐。其病因多由情志失常、饮食不节、劳倦、思虑过度及病后、年迈体虚等因素导致心神不安，神不守舍，阳不入于阴，而致不寐。其病机总属阳盛阴衰，阴阳失交，一为阴虚不能纳阳，一为阳盛不能入于阴，而导致阴阳失交，心神失养，病位主要责之于心，累及肝胆脾胃肾等诸脏。李老认为本病病性虽分虚实，但以虚实夹杂为主，实因心肝火痰瘀食积，虚者心肝脾肾不足；治疗注重"五脏论治"，取得较好的效果。若心火亢盛扰动心神，神志不宁则心烦、失眠、多梦，小便黄赤。临床治疗李老常用导赤汤加减治疗，重用生地、丹皮、白茅根清热凉血，淡竹叶、车前子清热利尿，使热从小便而去。心主血脉功能失常亦可导致心神失养，心不藏神而见失眠多梦，李老常选用枣仁安神汤、柏子养心汤加减，多用炒枣仁、柏子仁、合欢皮、首乌藤补心安神，重者加入生龙骨、生牡蛎重镇安神宁心，兼有痰浊蒙蔽的，多用菖蒲郁金汤加减。

李老认为不寐为本虚标实之证，从五脏论治，虚者重视心肺之气阴。《素问·灵兰秘典论》言："心者，君主之官，神明出焉"。心阴阳气血调和，则人寤寐有常。若心阴血不足，不能养神，五脏失和；或心阴不足，心阳不涵，则阳亢而神躁致失眠，若心阳气不足，神惮散不藏，亦可不寐。故不寐者总有心气不足，心神失养之病机。此外，肺脏在失眠的论治中不容忽视。人的睡眠与卫气循行关系密切，卫气的生成和运行，都有赖于肺气的宣发。若肺气不足，无力助脾宣发五谷形成卫气，亦无力推动卫气循行，则卫气不足，循行失常而失眠。临床中肺气亏虚导致卫气不足和循行失度是老年人失眠的重要因素。《素问·灵兰秘典论》曰"肺者相辅之官，治节出焉"，肺气的作用与心、肝、脾的生理功能相互联系，肺气不足、肺气壅滞、肺失宣降、肺阴亏虚等肺的功能失和，既可直接影响心神，亦可间接通过影响肝、脾的功能而致心神不安或失养，最后导致失眠，主张肺心同治、肝肺同治、脾肺同治，完善失眠的治法。生脉散善养心肺之阴，心肺同治，兼顾脾肾，对失眠患者具有较好的针对性。在治疗失眠证时往往以生脉散（方中参药根据辨证结果，易党参、太子参、北沙参）合丹参为基本方，根据辨证论治结果，加减组方，取得较好的临床疗效。

（二）现代数据挖掘

研究采用中医传承辅助系统软件主要从三个层面挖掘李老治疗不寐证的处方用药规律。第一个层面是单味药的，主要通过频次法实现；第二个层面是药对的分析，主要通过改进的互信息、关联规则等，探讨治疗常用药对，初步揭示处方用药规律；最后一个层面是通过复杂系统嫡聚类分析等方法，进行多个药物之间的组合规律分析。这三个层面相互印证、互为补充，共同揭示李老对不寐证治疗处方用药规律。

1. 单味药分析

经过软件分析统计，总结出李世增教授治疗不寐常用的药物有甘草、丹参、合欢皮、首乌藤、连翘、太子参、五味子、麦冬、郁金、枳壳、丝瓜络、酸枣仁、陈皮、玄参、牡蛎、半夏、百合、北沙参等，这些药物多数具有安神、理气调血、清热、益气养阴等功效，其中太子参（或北沙参、党参）、麦冬、五味子、丹参为李老常用于养心神，兼清心凉血之"加味生脉饮"，临证根据患者气血阴阳之不足的具体情况，调整参药的类型及用量，如最常见气阴两虚者，太子参、北沙参并用，以气虚为主可用党参，气虚甚者党参、太子参并用。根据病情适当配伍安神药对，如以肝郁、睡眠不实为主多伍以合欢皮配首乌藤，郁金合枳壳并用；以心肝血虚，或入睡困难多伍以酸枣仁合柏子仁；若兼肝阳上亢、心肝火旺、燥扰不宁者，多伍生龙牡以重镇安神，连翘清心肝。

进一步分析所用药物的性味归经。结果显示平性药物占34.75%，凉性（微寒）占26.34%，温性药物占23.41%，寒性药物占15.50%，其所用药物以寒凉及平性为主（共计76.59%），不用热性（尤其是大热）之品。若以寒热两分，李老认为临证诊治不寐属"虚热为主"，《本经》曰"疗热以寒药"，故治以寒凉药物为主。药味统计，甘味占41.60%，苦味32.12%，辛味13.13%，酸味8.43%，咸味

3.11%，淡味 1.33%，涩味 0.28%。气味相合，用药以苦寒、甘寒为主，甘寒养阴，苦寒清热，符合不寐属"虚热为主"之病证认识。归经统计，药物归肺经占 21.74%，心经16.30%，肝经 16.27%，胃经 14.49%，脾经 13.97%，肾经7.43%，胆 3.41%，小肠经 2.47%，大肠经 2.18%，膀胱1.22%，心包经 0.28%，三焦经 0.23%。符合不寐证的病机认识，即病位虽在心，但与五脏阴阳气血失调均有密切关系，李老治疗本病注重"脏腑整体观"，以养心安神为主，五脏论治，取得较好的疗效。

2. 常用药对介绍

（1）酸枣仁合柏子仁：酸枣仁、柏子仁均为养心安神药，酸枣仁合柏子仁是临床上治疗失眠的常用药对。酸枣仁养肝宁心，安神敛汗，为治虚烦不眠的主要药物。《别录》谓此品"治烦心不得眠……虚汗、烦渴、补中，益肝气"。柏子仁具有养心安神，润肠通便的功效，为治血虚怔忡，或心肾不交，惊悸不眠，盗汗肠燥便秘诸证之要药。故心肝血虚，心神失养之心悸失眠多用酸枣仁；而思虑过度，心脾不足之心悸失眠，柏子仁稍宜。二者合用，共奏补肝养心、安神定志之功，兼润肠之效，治疗偏阴血不足之虚烦不得眠者，及兼津亏血虚肠燥之便秘者更为适宜。

（2）合欢皮合首乌藤：合欢皮性味甘平，入心肝经，功能疏肝解郁、悦心安神，《本经》言其"主安五脏，和心志，令人无忧"。首乌藤为何首乌的藤茎，性味甘、微苦、平，亦入心肝二经，有养心安神、通络祛风之效，《本草正义》："治夜少安寐"。二药合用，可以调节阴阳平衡，安神助眠，可以治疗各种原因引起的失眠，但重在解郁养心以助眠,对于抑郁不乐,胸膈痞闷之患者,如临证于心神经官能症之类,尤为适宜。

(3)夏枯草合半夏:古今医家对半夏、夏枯草这一药对治疗失眠症进行了大量的临床实践,取得了满意的效果。《冷庐医话》卷三引《医学秘旨》云:"余尝治一人患不睡,心肾兼补之药遍尝不效。诊其脉,知为阴阳违和,二气不交。以半夏3钱,夏枯草3钱,浓煎服之,即得安睡,仍投补心等药而愈。盖半夏得阴而生,夏枯草得至阳而长,是阴阳配合之妙也"。近代名医施今墨先生以善用对药著称,他将宁心安神治疗失眠类对药共分3大类,即养神补心安眠、清心安神和重镇安神。其中治疗痰热遏阻中焦之失眠最常用的药对便是半夏合夏枯草。不论是古代医家还是当今学者,都认识到了半夏、夏枯草配伍在治疗失眠中的作用,通过他们的临床验证,证明了二者治疗失眠症确有疗效,值得我们在实践中加以运用,提高失眠症的临床疗效。而且医家在运用这一药对时,其出发点都是调理阴阳以恢复营卫的正常循行。正如《医学秘旨》所云:"盖半夏得阴而失,夏枯草得阳而长,是阴阳配合之妙也"。

(4)石菖蒲合远志:石菖蒲既能芳香化湿,醒脾健胃,又可化浊祛痰,开窍宁神,为涤痰开窍之要药,临床广泛用于癫痫、痰厥、热病神昏、健忘、老年痴呆等疑难病,是为数不多的治疗脑病的良药。远志味苦、辛、温,归心、肾、脾经,具有安神益智、祛痰、消肿功效,用于心肾不交引起的失眠多梦、健忘惊悸、神志恍惚、咳痰不爽、疮疡肿毒、乳房肿痛等。远志通于肾交于心,石菖蒲开窍启闭安神,二药合用,交通心肾,益肾健脑聪智、开窍启闭宁神之功增强，主治失眠，多兼有头脑不清，头晕健忘者，或见记忆力减退者，每每用之。

（5）羚羊粉合琥珀粉：羚羊粉有清热镇惊息风，平肝凉血，清热解毒的作用，对病人头晕头痛、高热神昏、谵语发狂、惊痛抽蓄，目赤头痛、大便干燥、肺经、肝经内热的风温或风热感冒效果好。琥珀粉镇静安神，利尿。《博物志》指出，琥珀"刮屑服，疗瘀血至验"；《增订伪药条辨》曰："凡安心神，定魂魄，宜生用"；《本草经疏》："琥珀，专入血分。心主血……从金石镇坠药则镇心安神"。该药对用以治疗肝郁化火，心火炽盛的失眠患者，可以起到清肝泻火，镇心安神的功效。

（6）百合合生地黄：百合具有养阴润肺、清心安神之功效，始载于《神农本草经》，列为中品，谓："味甘，平，主邪气腹胀，心痛，利大小便，补中益气"，《日华子本草》曰："安心定胆，益智，安五脏"。生地黄善清热凉血养阴，可滋肾水，养肾阴，并清心热，益心阴。生地黄在临床上应用极为广泛，对免疫、血液、内分泌、心脑血管及神经系统等方面均有一定的作用。二者配伍源于张仲景之百合地黄汤，治疗内伤情志病，精神恍惚，属于阴虚内热者。

（7）酸枣仁合川芎：酸枣仁味酸色赤入心肝二经，补肝阴养心神。《素问·脏气法时论》云："肝欲散，即食辛以散之，用辛补之，酸泻之"。辅以川芎辛温芳香，性善走散，开气郁，行气活血，条达肝气，与酸枣仁相伍，一酸收，一辛散，相反相成，养血调肝，舒达肝气以安心神。用于肝阴不足，心血亏虚之失眠。正如罗美《名医方论·卷一》言：

"枣仁酸平,应少阳木化而治肝极者,宜收宜补,用枣仁至二升,以生心血,养肝血,所谓以酸收之,以酸补之是也。顾肝郁欲散,散以川芎之辛散,使辅枣仁通肝调营,所谓以辛补之"。

3. 药物组合分析

基于复杂系统熵聚类的药物核心组合分析,得到核心组合69个,进一步进行基于无监督的熵层次聚类的新处方分析,得到10组核心组合,从而演化出10个新处方。

方1:续断,当归,益母草,柴胡,香附。

方2:茯苓,玄参,白术,瓜蒌。

方3:连翘,白豆蔻,陈皮,鸡内金。

方4:麦冬,党参,太子参,黄芩,五味子。

方5:谷芽,玉竹,鸡内金,白豆蔻,麦芽。

方6:钩藤,桑叶,川牛膝,甘草。

方7:菊花,黄芪,夏枯草,黄精。

方8:白花蛇舌草,合欢皮,首乌藤,浙贝母。

方9:半夏,石菖蒲,北沙参,谷芽,石斛,玉竹。

方10:五味子,酸枣仁,柏子仁,黄芩,桑白皮。

新处方重在隐性经验分析,结合频次为核心的显性经验分析,可得出以下结论。

(1)方4:为李老治疗不寐之基本方——生脉饮化裁。李老针对不寐"虚实夹杂、阳盛阴衰"之病机,以党参(或太子参)、麦冬、五味子益气养阴治本虚,黄芩(或常用连翘)治阳盛。

(2)方8、10:养心安神,兼清内热。方8以合欢皮合首乌藤药对,重在解郁催眠,针对抑郁不乐,胸膈痞闷之入睡难、寐不实患者适宜；抑郁日久，往往容易化热，内热清则精神宁而睡眠实，李老常辅清内热之药，如白花蛇舌草、浙贝母。方10以酸枣仁、柏子仁及五味子并用，共奏补肝养心、安神定志之效，兼有润肠通便的作用，针对阴血不足、心脾两亏之虚烦不得眠及兼有津亏血虚之肠燥患者；辅以桑白皮、黄芩药对清内热。

（3）方1、6、7：主要从肝论治，肝气郁结，情志不舒，或肝郁化火，肝阳上亢，均可扰乱心神。方1重在疏肝养血，以醋柴胡合疏肝解郁，当归合益母草调肝血以助肝用，续断补益肝肾兼以调血。方2重在平肝，桑叶、钩藤平肝清肝，合川牛膝补肝肾引血下行。方3重在清肝兼顾养胃，李老认为不寐兼有慢性胃病久病患者，多有气阴不足之本虚，同时兼有肝胃不和者占相当一部分，此类患者清肝和胃治之，夏枯草、菊花药对重在清肝，而黄芪合黄精为李老自创"养胃汤"之主药，益气养阴以和胃。

（4）方2、3、5、9：主要从脾胃论治。心与脾（胃）的关系非常密切，缘于二者之间属于（心）火（脾）土相生的母子关系，在临床上，有"心胃同病"之说。对于心系病的治疗，李老一直注意调理脾胃，告诫病人饮食切忌膏粱厚味、勿令饱餐等。临床多因脾（胃）功能失调，水湿不化，或湿热，或痰湿，浊痰交织，滞而化瘀，阻碍心机不能运转，亦可发不寐。方2以茯苓合白术健脾益气，脾虚日久以生痰湿，茯苓合白术兼可除湿，若痰湿日久化热，则以全瓜蒌、玄参类清热化痰散结。方3及方5重在消食助脾运，方3中鸡内金、陈皮、豆蔻并用，辅以连翘清热散结消滞；方5中鸡内金、谷麦芽、豆蔻并用，辅以玉竹益阴运脾，李

老认为脾之用基于脾阴之充盛，养阴可助脾运。方9滋养脾
胃之阴药物力量加重，石斛、玉竹、北沙参养阴兼清内热，
谷芽消食助运，半夏合石菖蒲化痰湿。

（三）典型医案

验案一　神经性失眠

郭某某，男，50岁，2013年4月13日初诊。主诉：眠
差1月余。患者于1月前无明显诱因导致入睡困难，早醒，
日睡眠2小时，伴见心烦，急躁易怒，舌红，苔黑褐厚，脉
弦滑。查BP 120/90mmHg。

中医诊断：不寐（心肝火旺，湿热蕴结）。

治疗：清热安神，疏肝祛湿。

方药：

桑白皮 10g	黄　芩 10g	苦杏仁 10g	生薏苡仁 30g
广藿香 10g	佩　兰 6g	姜半夏 10g	黄　连 6g
丹　参 15g	芦　根 10g	白茅根 20g	玄　参 12g
熟大黄 10g	郁　金 10g	枳　壳 10g	丝瓜络 6g
生牡蛎 30g(先煎)	合欢皮 12g	首乌藤 12g	羚羊粉 0.3g(冲)
珍珠粉 0.6g(冲)	生甘草 10g		

7剂，水煎服。

二诊（4月20日）：药后心烦明显减轻，睡眠改善，日
睡眠5小时，舌红，苔焦黄，脉弦滑。上方加入丹皮10g，
白茅根增至30g。14剂，水煎服。

三诊（5月17日）：患者已无心烦急躁症状，睡眠良
好，日5小时以上，近2日头晕、咽痛，便溏，日1次，咽
红，舌红，苔淡黄厚腻，脉弦滑。方药：

桑白皮 10g	黄　芩 10g	苦杏仁 10g	生薏苡仁 30g
白豆蔻 6g	广藿香 10g	佩　兰 6g	姜半夏 10g
黄　连 6g	丹　参 15g	蒲公英 10g	连　翘 12g
石菖蒲 6g	郁　金 10g	枳　壳 10g	丝瓜络 6g
天　麻 10g	钩　藤 12g(后下)	菊　花 12g	延胡索 10g
羚羊粉 0.3g(冲)	生甘草 6g		

14 剂，水煎服。

四诊（7 月 13 日）：药后患者眠佳，日睡眠 6~7 小时，无心烦，口干喜饮，小便黄，舌红，苔淡黄厚腻，脉弦滑。

方药：

桑白皮 10g	黄　芩 10g	苦杏仁 10g	生薏苡仁 30g
白豆蔻 6g	广藿香 10g	茯　苓 10g	姜半夏 10g
橘　红 10g	三　七 10g	蒲公英 10g	连　翘 12g
丹　参 15g	郁　金 10g	夏枯草 10g	天　麻 10g
白　芍 10g	菊　花 10g	苏　梗 10g	羚羊粉 0.3g(冲)
生甘草 6g			

14 剂，水煎服，巩固疗效。

【按语】不寐多饮情志不调或劳神太过使阴阳失调，营卫不和，神不内守，而致入睡困难或早醒，使睡眠时间减少，或眠轻，多梦，易醒等症。根据其临床表现不同分为虚证和实证两类。该患者情绪急躁，心烦易怒，为心肝火旺；素嗜肥甘饮酒，湿热内蕴；痰火扰心则不寐，肝阳上亢则血压升高，脉弦；舌脉亦证实该不寐属心肝火旺，湿热内蕴的实证。治以清肝泻火、清心安神、热祛湿。李老在整个治疗过程中选用黄连清心火，清心安神；合欢皮与首乌藤养心安神。郁金合枳壳疏肝解郁；夏枯草、天麻、钩藤、菊花、羚羊角、珍珠粉诸药清肝泻火，平肝潜阳。另方中始终选用桑白皮，黄芩，苦杏仁，三药均入肺经，清泻肺热，肃降肺气。从人体气机升降而言，肝升肺降，升降相因，肃降肺气有助于制约肝气之升动。从五行而言，即所谓"佐金平木"之法。就整体气机而言，《素问·刺禁论》云"肝生于左，肺藏于右"，论肝气升动，肺气肃降，两脏气机升降维持协调平衡。故清降肺气可制约肝气上逆，肝火上炎，"佐金平木"，临床收效甚佳。三仁即取三仁汤祛湿之义，藿佩芳香化湿，橘红姜夏即取二陈汤之义祛湿化痰，共奏祛湿化痰，宁心开窍之功。久病入络，气滞血瘀，故酌加活血通络之丝瓜络，三七，丹参等。全方针对该病病机选方用药，取效甚佳。患者舌苔黑褐，提示热盛伤阴，故以芦根，茅根，玄参，养阴清泻，更以熟大黄通腑泻热，釜底抽薪，直下邪热，药后舌苔淡黄腻，故去养阴清热之品，加重祛湿化痰药物。

验案二　神经官能症

徐某某，女，54岁，2012年11月15日初诊。主诉：入睡困难、易醒10年，加重2年。近10年来睡眠不实，入睡困难，易醒多梦，反复发作，一直未规律治疗。近2年睡眠不实加重，伴腰痛，下肢肌肉痛，耳鸣，空腹胃痛，自服药物不显，随于今日来就诊，现睡眠不实，腰酸乏力，下肢肌肉疼痛。舌质淡边尖红，苔黄；脉弦。

中医诊断：不寐（脾肾不足，肝胃有热）。

西医诊断：神经官能症。

治法：滋补肝肾，清热安神。

方药：

山　药 30g	山萸肉 10g	菟丝子 10g	枸杞子 20g
黄　精 12g	丹　参 15g	延胡索 10g	桑寄生 12g
续　断 12g	蒲公英 12g	连　翘 10g	广藿香 6g
紫苏梗 10g	白　芍 12g	陈　皮 10g	首乌藤 15g
丝瓜络 6g	生甘草 10g		

7剂，水煎服。

二诊（11月22日）：易醒，腰背疼痛减轻，胃脘不适好转，舌质暗红，苔薄黄，脉弦细。前法加减治疗。

北沙参 15g	石　斛 10g	丹　参 15g	玄　参 12g
鸡血藤 15g	白　芍 12g	枸杞子 20g	女贞子 12g
黄　精 12g	桑寄生 12g	续　断 12g	合欢皮 15g
首乌藤 15g	天　麻 10g	姜半夏 10g	丝瓜络 6g
延胡索 10g	生甘草 10g		

7剂，水煎服。

三诊（12月6日）：述睡眠好转，易入睡，睡眠超过7h，腰痛减轻，胃脘部不适好转，多梦，舌质红，苔黄腻，脉弦细。继以前法巩固治疗。

北沙参 15g	百　合 12g	玄　参 12g	丹　参 15g
黄　精 10g	鸡血藤 15g	天　麻 10g	白　菊 10g
白　芍 10g	郁　金 10g	枳　壳 10g	阿胶珠 10g
黄　连 6g	合欢皮 15g	石　斛 10g	首乌藤 15g
生牡蛎 30g^(先煎)	丝瓜络 10g	生甘草 10g	

7剂，水煎服。

【按语】不寐的产生主要是由于人体阴阳失调所致，凡是各种原因引起的阳动过盛或阴静不足，均可导致不寐。

《纲目》曰："人卧则血归于肝，今血不静，卧不归于肝，故惊悸而不得卧也。"该病例失眠已达10年，可以预料用一般养心安神法取效不会明显。《张氏医通·不得卧》指出："脉道数有力不得眠者，中有食宿痰火。"此为"胃不和，则卧不安也"。此类患者病程日久，致肝肾不足，肝胃有热，故在治疗上以桑寄生、续断、枸杞子、菟丝子、山药、山茱萸补肾健脾；黄精补气健脾、补益肾精；首乌藤养血安神、祛风通络；陈皮理气健脾，北沙参滋阴润燥，生甘草调和诸药。诸药合用具有滋补肝肾、清热安神之效，故在临床应用时效果明显。

岐黄之术自有传承

四、慢性咳嗽

（一）病因病机及诊疗思路

祖国医学对慢性咳嗽的辨证治疗具有很大的优势，认为肺主气，司呼吸，主宣发与肃降，咳嗽与肺的宣发与肃降功能失调有密切关系。无论风寒、风热感冒，病久余邪未尽化热，风热郁肺，或病久痰饮郁肺、诸脏功能失调，均可影响肺脏功能而引起咳嗽。根据患者的证型，采用相应的治疗方法。李老尤善治疗感冒后久咳患者，此类多表现为阵发咳嗽，咽痒，痒即咳嗽，气急，遇冷、异味等因素突发或加重，或晨起咳剧，反复性发作，干咳无痰或少痰，临床表现符合中医学"风证"特点，即风邪"善行数变""风盛则挛急""风盛则痒"等特性，应当按"风咳"论治，《素问·太阴阳明论篇》有"伤于风者上先受之"。由风邪犯肺，肺气失宣导致，病位在咽喉、气管、肺络，治疗上当以疏风清热、宣肺止咳。

（二）现代数据挖掘

结合现代数据挖掘手段，用"中医传承辅助系统"软件分析了以慢性咳嗽为主要临床症状患者的首诊治疗处方154首，排除哮病、喘病、肺胀、肺痨、肺癌等导致的咳嗽。主要从三个层面挖掘李老治疗慢性咳嗽的处方用药规律。分析方法见"不寐"篇。

1. 单味药分析

总结出李世增教授治疗咳嗽常用的药物有桑白皮、黄芩、甘草、浙贝母、丝瓜络、苦杏仁、川贝母、紫苏子、桔梗、连翘、橘红、枇杷叶、法半夏、玄参、菊花、芦根、瓜蒌、桑叶、百部、白茅根、茯苓、藿香、北沙参、莱菔子、太子参、麦冬、丹参、百合、焦三仙、白花蛇舌草等，这些药物多数具有祛痰止咳平喘、清热解毒、解表、补益、化湿等功效，其中桑白皮、黄芩、紫苏子、苦杏仁、丝瓜络、川贝母、浙贝母、甘草是李老最常用之药，显示出其治疗咳嗽用药的集中性。尤其桑、芩、杏、苏是李老治疗咳嗽之核心用药，旨在通过清、泻、宣、降四法相合，以调整肺脏之宣发肃降之功能，而达到止咳的目的。

进一步分析所用药物的性味归经。结果显示寒性药物占32.15%，凉性（微寒）占22.69%，温性药物占23.61%，平性药物占21.54%，其所用药物以寒凉为主，少用热性（尤其是大热）之品。若以寒热两分，李老认为临证诊治咳嗽热证占多数，或寒热错杂，主要原因有二，一者所接诊病患，新病较少，多迁延日久，入里化热；二者基于现代都市环境污染、气候转暖、饮食膏粱、起居无常等特点，肺脏多积热不清，故提出咳嗽之"肺热主病"观点。药味统计，苦味占42.56%，甘味36.60%，辛味16.10%，咸味2.43%，淡味1.36%，酸味0.86%，涩味0.08%。苦可清热泻火，燥湿化痰、降逆肺气；甘味补益缓急；辛味解表宣肺，提示治咳之法，以清肺、宣肺、降肺、补肺润肺、化痰等法常用，少用收涩之法。归经统计，药物归肺经占38.37%，胃经13.68%，脾经 12.04%，心经 11.19%，肝经 7.68%，大肠经 4.72%，小肠经 4.44%，肾经 3.07%，胆 3.07%，膀胱 1.64%，心包经 0.10%。

2. 止咳基本治法——清泻宣降

李老常用黄芩、桑白皮、苦杏仁、炒苏子此四味药作为治疗咳喘疾病的基本药组，该方出自明代孙一奎的《赤水玄珠全集》，原方《桑白皮汤》组成为桑白皮、半夏、紫苏子、苦杏仁、贝母、山栀、黄芩、黄连，姜水煎服，用于治疗肺气有余，火炎痰盛作喘。方中黄芩，其味苦性寒，归肺、脾、肝、胆、大肠、小肠经，具有清热解毒、燥湿泻火、止血安胎的功效，是临床治疗肺热咳嗽的要药。近年来随着对其活性成分黄芩苷及黄芩素的深入研究，发现黄芩根提取物尤其是黄酮类化合物具有抗菌、抗病毒、抗肿瘤、解热镇痛、抗氧化及清除氧自由基的作用。桑白皮是传统中药材，具有泻肺平喘、利水消肿的功效。现代药理研究表明桑白皮中含有黄酮类化合物、香豆素类、芳香苯骈呋喃衍生物、多糖类等多种活性物质，具有镇咳、祛痰、消炎、平喘的作用。苦杏仁有宣肺平喘、润肺止咳的作用；炒苏子有降气消痰、止咳平喘之功。此四味药合用能起到"清、泻、宣、降"肺气的作用，以恢复肺脏宣发肃降功能。李老取其四味药治疗咳喘疾患清而不寒，宣而不燥，无论新久咳嗽均可用之。在基本方的基础上，李老还特别重视对咳嗽治疗的加减用药。因肺为娇脏，又肺为华盖，风、寒、湿、热诸邪均可致肺失宣发而致咳嗽，临床可根据病邪轻重而加减用药。如咳嗽痰湿偏重者加橘红、半夏化湿祛痰；风热犯肺可加桑叶、菊花；对于肺阴不足的干咳无痰可加沙参、百合。

重视脏腑之间的相互影响，《素问·咳论篇》有云"五脏六腑皆令人咳，非独肺也"，对于长期久咳患者，老师强调需注意各脏腑之间的影响而辨证用药。因现代社会工作压力大、空气质量改变等因素影响，慢性咽炎、感冒后久咳不愈患者非常多见。在汤剂治疗的同时，临床常给予患者配伍清咽饮方（菊花2g，麦冬2g，桔梗2g，生甘草2g）代茶饮用，以达到整体调理与局部用药相辅的双重功效。

3. 药物组合分析

软件基于复杂系统熵聚类法演化得出李老治疗咳嗽的新核心组合吻合李老治疗咳嗽的学术思想——治肺之咳重在调理。注重治咳诸法之配伍，常以清、宣、降、泻、敛等诸法并用，如桑菊、桑白皮、黄芩、苦杏仁、紫苏子、五味子之间的配伍；"五脏六腑皆令人咳，非独肺也"，如常用太子参、黄芪、山药、茯苓、白术类"培土生金"以治虚咳，以夏枯草、菊花、天麻类"抑木"以治咳；以焦三仙、鸡内金、熟大黄等"健胃通腑"以治咳等。这些组合大多为历代名方中的主要药物，如桑菊饮、止嗽散、二陈汤、四君子汤、保和丸、清燥救肺汤等。特别是对于慢性咳嗽，提出以肺脾（胃）为中心的肺脾相关的肺病发病模式，在其治疗咳嗽的新核心组合中得到充分体现。基于无监督的熵层次聚类的新处方分析，得到10个新处方。

方1：百部，枇杷叶，黄精，山药。

方2：百部，紫苏子，山药，瓜蒌。

方3：桔梗，丹参，百合，黄芪。

方4：浙贝母，丝瓜络，木蝴蝶，麦芽。

方5：黄芩，天麻，杜仲，牛膝。

方6：白茅根，芦根，藿香，紫苏梗。

方7：白茅根，茯苓，玄参，牛蒡子。

方8：橘红，焦三仙，鸡内金，熟大黄。

方9：紫苏子，太子参，苦杏仁，瓜蒌，麦冬。

方10：桑叶，丹参，芦根，茯苓，菊花，白术。

经过进一步归纳分析可以得出以下结论。

（1）针对李老提出的肺脾（胃）为中心的肺脾相关的咳嗽发病模式而治。有3方共用百部、山药，百部为治咳之良药，无论新久咳嗽均宜；山药为肺脾肾气阴双补之良药，兼有敛肺之功。1方伍以枇杷叶、黄精，止咳及益气养阴兼顾，标本兼治。另方伍以紫苏子及瓜蒌，化痰止咳为主，辅以固本治之。再方以芦茅根共清肺胃之热，同时藿香、苏梗并用以芳香运脾，主要用于咳嗽属肺胃热盛、脾运不健者。或针对病患多平素脾气不足，易反复新感风邪，治以疏风清热止咳之桑叶、菊花，合健脾益气之白术、茯苓等。

（2）针对兼有咽部症状的咳嗽：临证时相当一部分咳嗽患者兼有慢性咽炎，查咽部或红肿、或分泌物多、或有滤泡增生。治疗关键在于消除咽部炎性渗出，截断炎症刺激咽部咳嗽感受器的反射弧才可使咳嗽、咽痒症状迅速得到缓解，故治疗时需兼顾清咽利喉之品，咽痒、咽喉不利多用桔梗，咽喉红肿疼痛以玄参、牛蒡子、白茅根类清热解毒凉血之品；咽痛兼有声哑、发音不利者，用以木蝴蝶，辅以丝瓜络、浙贝母通经活络，解毒消肿。

（3）调肝以治咳，针对素有肝肾阴虚，肝阳上亢之咳嗽患者，以天麻、杜仲、牛膝平肝、补益肝肾、引血下行。

（4）养心止咳，针对心肺气阴不足者，以苏子、杏仁、瓜蒌等化痰止咳平喘，辅以太子参、麦冬益气养阴治本。

（三）典型医案

验案一　感冒后咳嗽

陈某某，女，60 岁，2012 年 5 月 26 日初诊。主诉：咳嗽 5 月余。患者自 1 月份因受风寒后开始咳嗽，服药后至今未愈。现咽痒，干咳少痰，夜间为甚；时伴流涕，恶寒；易出汗，大便偏干，日 1 次。辅助检查：胸片无异常；测血压 Bp 140/80mmHg

中医诊断：咳嗽（风邪犯肺，肺热不清）。

治法：清热宣肺，利咽止咳。

方药：

桑白皮 10g	黄　芩 10g	苦杏仁 10g	炒苏子 6g
北沙参 12g	麦　冬 10g	桔　梗 10g	茯　苓 12g
法半夏 10g	芦　根 10g	白茅根 20g	炒莱菔子 10g
川贝母 6g	浙贝母 6g	丹　参 15g	丝瓜络 6g
瓜　蒌 20g	广藿香 10g	佩　兰 6g	生甘草 6g

7 剂，水煎服。

二诊（6 月 2 日）：诉白天咳嗽明显减轻，夜间阵发咳嗽 3 次，干咳无痰，无流涕，怕冷恶寒减轻。药用：

桑白皮 10g	黄　芩 10g	苦杏仁 10g	炒苏子 6g
北沙参 12g	麦　冬 10g	桔　梗 10g	茯　苓 12g
炒莱菔子 10g	川贝母 6g	浙贝母 6g	前　胡 10g
知　母 6g	黄　精 10g	丝瓜络 6g	瓜　蒌 20g
广藿香 10g	佩　兰 6g	橘　红 10g	生甘草 6g

7 剂，水煎服。

三诊（6月9日）：诉近2日夜间已无咳嗽，咽部时有干痒，头面部易出汗，舌脉同前。药已中的，守方加减，上方去麦冬、黄精，加连翘12g，丹参15g。7剂，水煎服。

四诊（6月16日）：诉咳嗽已痊愈，晨起感咽干，二便正常。前方去前胡、桔梗，加黄精10g，黄芪15g。7剂，水煎服，巩固疗效。

【按语】患者为老年女性，诉因外受风邪后咳嗽5月未愈，干咳少痰，夜间为甚，时有流黄涕，恶寒出汗；舌体胖大，舌质暗。有齿痕，苔黄厚，脉细弦，沉取无力。结合患者临床症状及舌苔脉象，患者是因感受风寒外邪而引起的肺气不宣而咳嗽，外邪未及时清除，日久化热，咳嗽迁延不愈，治疗以清热宣肺，利咽止咳之法。方中有桑白皮、黄芩、苦杏仁、炒苏子清肺热，宣肺气，止咳嗽；北沙参、麦冬、桔梗利咽止咳；茯苓、法半夏、藿香、佩兰健脾化湿；芦根、白茅根清气分血分之热；川浙贝清肺润肺止咳；丹参、瓜蒌活血化瘀，宣通胸中滞气；炒莱菔子理气助运；丝瓜络清热活络；生甘草清热解毒兼调和诸药。服上方7剂后患者咳嗽明显减轻。二三诊李老在原方基础上加黄精、知母养气阴清虚热；加橘红化痰湿，去芦、茅二根清热之剂；四诊时患者咳嗽已痊愈，因患者久咳至肺气不足，头汗易出，老师在前方基础上加生黄芪益气固表，连翘清热；去桔梗，麦冬，前胡利咽止咳之剂。全方配伍灵活，随证加减用药，患者取得了满意的疗效。

验案二　慢性支气管炎

段某，女，56岁，2013年3月16日初诊。主诉：咳嗽反复发作6年，加重1周。现病史：患者咳嗽反复发作6年，平素少气懒言，动则气喘，1周前始发咳嗽，痰少，色黄，轰热汗出，绝经1年，舌边尖红，苔白少津，脉弦细。

中医诊断：咳嗽（肺气不足，风热犯肺证）。

治法：清肺化痰，补肺益肾。

方药：

桑白皮 12g	黄　芩 10g	苦杏仁 10g	炒苏子 10g
莱菔子 10g	全瓜蒌 30g	炙枇杷叶 10g	紫　菀 10g
款冬花 10g	橘　红 10g	玄　参 12g	姜半夏 9g
白茅根 30g	芦　根 10g	川贝母 6g	浙贝母 6g
百　部 10g	丝瓜络 10g	前　胡 10g	桔　梗 10g
生甘草 10g			

7剂，水煎服，日1剂，早晚饭后温服。

二诊（3月23日）：药后咳嗽明显减轻，入夜阵咳，晨起咳嗽，色白黏稠，动则气喘，舌淡红，苔白，脉弦细。

方药：

太子参 30g	黄　芪 15g	熟地黄 15g	五味子 6g
砂　仁 6g	紫　菀 10g	款冬花 10g	苦杏仁 10g
炒苏子 10g	全瓜蒌 30g	川贝母 6g	丝瓜络 10g
桔　梗 10g	生甘草 10g		

14剂，日1剂水煎服，早晚饭后温服。

三诊（4月7日）：药后咳止，无喘息，舌淡红，苔白，脉弦细。续服上方7剂而愈。

【按语】患者久病肺气亏虚，复感外邪，风热犯肺，肺失宣肃，肾不纳气，故咳喘。病属本虚标实，急则治其标，先以宣降肺气，止咳化痰为主，患者气喘以肺气不降为主，选药以降气止咳平喘为主；清热止咳化痰药以质润为主，注意顾护肺阴；肺与大肠相表里，选用莱菔子、全瓜蒌化痰理气通便，通腑气以降肺气。复诊标急已除，缓则治其本，故在降气止咳化痰同时补益肺肾，标本兼治，热清痰除，肺气充足，肾气摄纳，则肺的宣降运动恢复正常，咳喘自愈。

五、慢性咽炎

（一）病因病机及诊疗思路

慢性咽炎是临床多见病和常见病，以慢性长久不愈，反复不愈为特点。该病为长期刺激或感染引起咽部组织弥漫性病变。其症状以咽部干燥、梗塞异物感为主，有痒、胀、灼热和疼痛感觉，空咽时或多说话症状明显，为减轻症状或欲吐出"黏痰"，常有用力"吭""咯"等清嗓动作，亦有反复吞咽或频频饮水试图消除不适。根据检查局部表现分三种类型：单纯性咽炎、慢性肥厚性咽炎、慢性干燥性咽炎。

慢性咽炎属中医"虚火喉痹"范畴。中医认为，咽喉为肺胃的门户，如肺胃有蕴热，火热上炎，气血结于咽喉，可见局部慢性充血，黏膜干燥而发病。另外肺肾阴虚导致的津液不足，虚火上扰，循经上蒸，久而熏蒸咽喉而为病。咽炎的病变在于咽喉，但其病理形成与肺胃、肝肾有密切关系，治宜清肺胃热，滋肺肾阴、润喉利咽。

李老对本病的治疗一般采取三法同步：一是考虑咽喉分别为肺胃之门户，故常肺与胃同治；二是局部与全身症状同治；三是汤剂与代茶饮同用。因本病病程较长，且易反复，服用中药虽有良效，但患者往往难以坚持。代茶饮是中医的一个特殊的简便疗法，是用少量的药物，代替茶叶来作饮料，既方便，又可持久，对慢性病的确是大有用处。李老在临床治疗本病的过程中，经长期实践，立法三种药茶——清咽饮、清凉饮、清补饮，嘱患者每日坚持泡水代茶频饮，可起到局部用药兼整体调理之双重疗效。其特点在于药味少，用量小，滋味佳，用药便，花费少，疗效佳。

1. 清咽饮

组成：桔梗、菊花、麦冬、甘草各 30g，分 10 ~ 15 次泡水代茶。方中麦冬善滋肺胃之阴、利咽消肿；桔梗、甘草清肺利咽，清火解毒；甘草、桔梗两药配伍宣肺祛痰，解毒利咽，消肿排脓，且为舟楫，载药上行，为咽喉病专用药。现代研究证实，甘草具有抗炎及抗变态反应、解毒、祛痰作用，能促进咽喉及支气管的分泌，使痰容易咯出；桔梗能促进支气管黏膜分泌物增多而有祛痰作用，并有消炎作用。《珍珠囊》："疗咽喉痛，利肺气，治鼻塞。"麦冬可延长抗体在体内存留时间，而增强机体免疫功能。通过抗菌、抗病毒、抗毒素、阻止病邪内传或消除已侵入脏腑的病邪；通过解热、抗炎、抗过敏，缓解症状，通过提高体内抗菌物质的含量促进免疫功能，增强机体的抗病能力，促进组织损伤的修复。诸药合用，共奏滋阴润燥、清热解毒、利咽消肿之功。

2. 清凉饮

肺热盛，或兼肝热，清咽饮基础上加夏枯草 30g。夏枯草为清肝热之要药，现代研究发现，其煎剂对痢疾杆菌、伤寒杆菌、霍乱弧菌、大肠杆菌、变形杆菌、绿脓杆菌和葡萄杆菌、链球菌有抑制作用，抗菌谱亦较广。

3. 清补饮

肝肾不足者，清咽饮基础上枸杞子 60g；气阴不足，清咽饮基础上西洋参 30g。若属阴虚者，配枸杞子善滋补肝肾之阴，与前药合用，祛邪而不伤正、滋阴而不恋邪，共奏益气滋阴、清热泻火之功，药切病机，收效颇佳。若属气阴两虚者，配西洋参益气滋阴清热。

（二）典型医案

验案　慢性咽炎

彭某某，男，50岁，2013年4月11日初诊。主诉：咽部不适7月。7月前房屋装修后有异味引起咽部不适感，自服消炎药物效果不显，遂今日来诊，现咽部不适，咽部不咳，偶有口苦，盗汗，小便黄，大便干。查 BP：140/100mmHg。舌质暗红，苔黄厚腻，脉弦。

中医诊断：喉痹（阴虚痰凝，咽喉失养）。

治法：滋阴降火，祛痰利咽。

方药：

桑白皮 10g	黄　芩 10g	苦杏仁 10g	生薏苡仁 30g
广藿香 10g	佩　兰 6g	连　翘 12g	蒲公英 15g
炙杷叶 10g	玄　参 12g	芦　根 10g	白茅根 20g
瓜　蒌 30g	紫苏梗 10g	姜半夏 10g	化橘红 10g
丝瓜络 6g	生甘草 10g	浙贝母 10g	桔　梗 10g

7剂，水煎服。另贡菊 30g，麦冬 30g，桔梗 30g，生甘草 30g，青果 30g。1剂，分15次代茶饮。

二诊（4月18日）：服上药后咽部不适感好转，盗汗减轻，舌暗红，苔黄厚腻，脉弦。继以前法治疗。方药：

桑白皮 12g	黄　芩 10g	苦杏仁 10g	连　翘 12g
蒲公英 15g	白花蛇舌草 15g	广藿香 10g	玄　参 12g

白蔻仁 6g	熟大黄 10g	生薏苡仁 30g	姜半夏 10g
杭白菊 12g	决明子 10g	化橘红 10g	瓜　蒌 30g
天　麻 10g	夏枯草 10g	浙贝母 6g	川贝母 6g
丝瓜络 6g	丹　参 15g		

7 剂，水煎服。

三诊（4 月 25 日）：咽部不适基本消失，盗汗减轻，舌质淡暗，苔黄腻，脉弦细，继以前法治疗。方药：

北沙参 12g	太子参 15g	玄　参 12g	生地黄 20g
生黄芪 15g	丹　参 12g	芦　根 20g	蒲公英 12g
连　翘 12g	桔　梗 10g	白花蛇舌草 15g	广藿香 10g
黄　精 10g	浙贝母 6g	丝瓜络 6g	桑白皮 12g
苦杏仁 10g	紫苏梗 10g	生甘草 10g	

7 剂，水煎服。

四诊（5 月 2 日）：咽部无不适，盗汗减轻，偶有口干，舌质嫩红，苔白，脉细弦。继以前法治疗。方药：

生黄芪 15g	黄　精 12g	女贞子 10g	枸杞子 15g
太子参 15g	北沙参 12g	桔　梗 10g	连　翘 10g
玄　参 12g	白花蛇舌草 15g	浙贝母 6g	生地黄 15g
丹　参 15g	郁　金 10g	清半夏 6g	防　风 6g
瓜　蒌 30g	化橘红 10g	丝瓜络 6g	青　果 6g
生甘草 10g	苦杏仁 10g	羚羊粉 0.3g（冲）	

7 剂，水煎服。另贡菊 50g，麦冬 30g，桔梗 30g，生甘草 30g，青果 30g，西洋参 30g。1 剂，分 15 次代茶饮。

随访：经一月的调治，患者明显好转。

【按语】慢性咽炎为临床常见病之一，属于中医学的"喉痹"范畴，多继发于上呼吸道感染之后，因余热未清，调养失宜，或受烟酒粉尘的长期刺激，用嗓过度，多食辛辣，吃辛辣、刺激性食物等，以致邪热留恋而成为慢性炎症。本病的致病特点是病情迁延，常反复发作，经久不愈，同时其发病情况，亦与情绪状况有密切的关系。李老师在治疗时选用桑白皮、黄芩、杏仁清肺宣肺利咽，生薏苡仁健脾利湿，藿香、佩兰醒脾化湿，连翘、蒲公英解毒利咽，瓜蒌、枇杷叶行气化痰，玄参滋阴利咽，苏梗、丝瓜络行气化痰，姜半夏、化橘红燥湿化痰而利咽，浙贝母、桔梗清肺化痰而利咽。在治疗的同时，配以麦冬、桔梗、青果、生甘草、贡菊代茶饮，茶饮方具有养阴生津利咽之效。治疗后期又配以西洋参益气生津，生黄芪益气，太子参益气生津，枸杞子、女贞子滋肾养阴而提高免疫力。诸药合用，滋阴益气、降火化痰、解毒利咽于一方，故取效明显。

六、慢性胃炎

（一）病因病机及诊疗思路

慢性胃炎是西医病名，按照证候学特点，属于中医"胃脘痛""心下痞""吞酸""嘈杂""纳呆"等范畴，是主要由幽门螺杆菌（Hp）感染所引起胃黏膜持续性慢性炎症病变，由于黏膜再生改造，最后导致固有腺体萎缩，并可伴有肠上皮化生与异型增生或非典型增生的癌前组织学病变。西医认为慢性胃炎的病因比较复杂，至今尚未十分明确，一般认为幽门螺杆菌感染、长期进食刺激性食物、精神因素、药物（如阿司匹林、保泰松等）、慢性疾病（如慢性肾炎即尿毒症、慢性肝胆疾病、溃疡性结肠炎、类风湿性关节炎、系统性红斑狼疮等）、胆汁反流均可损伤胃黏膜，导致慢性胃炎的发生。而中医认为慢性胃炎的病因主要是饮食不节、情志不遂、劳倦太过、脾胃虚弱，其中饮食不节、脾胃虚弱是慢性胃炎的主要病因。本病病位在胃，多与肝脾有关，病机主要是湿热中阻、肝胃不和、脾胃虚弱、气滞血瘀。

1. 病因强调饮食、情志

慢性胃炎主要致病因素之一为药食不节，《素问·痹论》云："饮食自倍，肠胃乃伤"；其次是情志不畅，临床实践发现，慢性胃炎的发作或病情的进退，常与情志变化有关，其病机离不开肝气郁结，进而殃及脾胃的升降。正如

《素问·六元正纪大论》云："木郁之发，民病胃脘当心而痛"；叶天士亦言"肝为起病之源，胃为传病之所"。

2. 病机重视脾胃虚弱，气阴不足为发病之本

脾胃虚弱是本病的根本。脾胃为仓廪之官，后天之本，主受纳和运化水谷，"人之一身，以脾胃为主，……脾胃既虚，四脏俱无生气"，故脾胃尤为重要。若诸因易致脾胃受损，日久即导致脾胃虚弱，中气不足；或久病失治、误治，湿热邪毒胶结，严重损伤脾胃之气阴，脾气虚弱，脾阴亏损，脾失健运，气不行血，胃阴亏乏，阴不荣络，致胃络瘀阻，胃失所养而成本虚标实、虚实夹杂之顽疾。

3. 病机强调胃热、气滞、血瘀、湿阻为发病之标

李老认为胃热贯穿慢性胃炎发病的始终。首先胃为阳明之腑，多气多血，有易于化热生火之特点。若腐熟通降功能不畅，则易积热或郁滞化热；或情志致病，肝火犯胃；或湿热壅滞中焦，均表现为胃热之征。表现为胀痛，嗳气，嘈杂反酸、口干口苦等热证。另外结合现代医学认识，李老认为慢性胃炎胃黏膜的慢性炎症表现，符合中医"内痈"之红肿表现，将慢性胃炎归类于内痈，故为热证。

慢性胃炎总归"气病"。脾与胃为气机升降之枢纽，脾胃升降失司，必气滞于中，胃腑气机阻滞，胃失和降，常见脘腹痞满，嗳气，纳少，大便干结或稀薄。病久及血，血滞成瘀，多气滞血瘀并见。早在《素问·痹论》就有"病久入深，营卫之行涩"之论，清代叶天士更明确指出"病初气结在经，久病则血伤入络"，即本病易致脾胃受伤，日久脾胃虚弱，中气不足，"气虚不足以推血，则血必有瘀"。

重视湿浊之邪在慢性胃炎发病中的重要地位。脾主运化水湿，脾胃内伤，运化失常，水湿内停，或脾失健运，湿浊不化致湿邪阻滞；另病本有胃热，湿热互结于中焦，湿热并见。或过嗜肥厚油腻，或纵恣口腹，嗜好烟酒，或偏食辛辣，或久服损脾伤胃药物，皆可使胃腑失和，脾气不运，湿热内蕴。

总之，慢性胃炎以脾胃中虚为本，以气滞、湿阻、血瘀、胃热为标。标本互为因果形成一恶性循环，最终导致因虚致实，因实致虚的虚实兼夹、寒热错杂的病理状态。但慢性浅表性胃炎以实证为主，而慢性萎缩性胃炎以虚证为主。

4. 注重辨证与辨病相结合

慢性胃炎的主症有五（胃脘疼痛、痞胀痞满、泛酸、嘈杂、纳呆），兼症有四（出血、贫血、虚劳、消瘦），或可转为噎膈、癥积、癌肿等病证。李老辨证以八纲结合脏腑、气血辨证为纲，辨寒、热（炎症，多夹湿热）、虚（气、阴、阳）、实（气、血、痰、湿、食等）、脏腑（脾胃、胃肠、胃肝等）；结合辨病（结合胃镜镜检结果），考虑用药治疗。临证中体会，慢性浅表性胃炎患者以胃痛（超过80%）、吐酸多见，多隐痛，兼有饱胀不适，嗳气，食欲不振，泛酸及恶心。一般表现为饭后上腹部不适，有饱闷或压迫感；嗳气则自觉舒适；可见一时性胃痛，无明显体征。胃镜示：炎症病变，充血、水肿、渗出、黏液增多或有胆汁返流。而慢性萎缩性胃炎患者临证多以痞满、少酸常见，以胀满为主，伴有或不伴有疼痛，严重有出血、贫血、消瘦。主要表现为食欲减退，饭后饱胀；可上腹部痛及贫血、消瘦、倦怠或腹泻。胃镜示：黏膜炎症轻，黏膜红白相间以白为主，血管络透见，黏膜干燥，分泌物减少；腺体萎缩甚消

大医精诚万世师表

失；腺化生或肠腺化生；间质炎细胞浸润显著。认为慢性浅表性胃炎多为实证，而慢性萎缩性胃炎多虚，且虚中夹实。

在中医四诊合参、辨证论治思想指导下，结合现代医学的影像学、内镜及病理检查结果，并参考中药的现代药理研究指导临床治疗，达到提高临床疗效之目的。如病理检查示肠上皮化生、不典型增生之胃黏膜癌前病变者，李老常用活血化瘀、清热解毒的丹参、莪术、三七、白花蛇舌草等治疗。现代研究证实慢性胃炎的发生与幽门螺旋杆菌感染关系非常密切，李老认为幽门螺旋杆菌，属中医湿热毒邪，对幽门螺杆菌检测阳性者，酌加连翘、蒲公英、白花蛇舌草、半枝莲等化湿解毒。胃镜示胃炎活动期，以炎症为主，选用清热利湿、解毒消痈药，如金银花、连翘、蒲公英、大黄、野菊花、白花蛇舌草、芦根等；见胃黏膜水肿者，加茯苓、薏米、苍白术等；胃黏膜充血加蒲公英、连翘、白茅根、白花蛇舌草等。若见返流者，则应用辛开苦降法。如为胆汁反流（胆到胃），以疏肝利胆，和胃降逆治之，利胆之枳壳、郁金必用，酌情加柴胡、白芍、黄芩、川楝子、木香、半夏等，以四逆散、柴胡疏肝散、逍遥散等化裁；若胃酸反流到食管：多选用苏梗、半夏，或加用瓜蒌、炒莱菔子。胃酸增高，表现为泛酸、吞酸、灼心、嘈杂等，可采用"以酸制酸"法，药用乌贼骨、煅瓦楞、石决明、煅牡蛎等；或"见酸益酸"，李老认为用酸性药物可使胃本身分泌酸减少，药用焦三仙、川楝子、黄连合木香（或吴茱萸）等。若胃酸分泌过少，或加补酸药如山楂，或养酸药如乌梅，阴虚酸少须增津化酸加生地、麦冬、石斛类；若为阳虚者酸少，可消导促酸，加鸡内金、麦芽；寒证酸少，加高良姜、肉桂以刺激胃黏膜以助胃酸分泌；痰浊者低酸，加芳香药，如藿香、石菖蒲以促进消化和胃酸分泌。见胃中糜烂，伴糜烂、溃疡一般正虚为本，标为郁热，在辨证施治基础上，配合使用白及、浙贝母、川贝母、三七、仙鹤草类消炎生肌、敛疮护膜。属于胃癌前期病变（肠上皮化生和异型增生），主要病机是正虚而血瘀郁热，在扶正的基础上，加白花蛇舌草、半枝莲、土茯苓等防治结合以防治癌变，结合活血化瘀之品，如丹参、赤芍、桃仁、红花、三七、莪术等；或软坚散结之品，如牡蛎、川贝母、浙贝母、半夏等。对于胃脘疼痛甚者，多用芍药甘草汤、金铃子散、元胡止痛片治之，结合辨证，达到行气止痛、养血止痛、解痉止痛、制酸止痛、化瘀止痛、温中止痛等目的。若以痞满为主症者，行气和胃消痞，以枳壳、鸡内金、厚朴、大腹皮、半夏、沉香等。如为食后痞满兼反酸者，多加神曲、麦芽、谷芽；不泛酸者，加用山楂，或焦三仙共用。

5. 慢性胃炎的治疗五法并用

李老治疗慢性胃炎，注重结合温、清、和、补、化五法并用，用药清灵，注重清、轻、简而不再伤胃之虞。

（1）清法贯穿始终：胃部炎症，属中医胃热证，宜以清法治之，各证型均可选用，但需辨别虚热、实热、郁热、瘀热之不同，且不宜单独久用，以防损伤胃气，注意清胃药与健脾和胃之品共用。对于慢性浅表性胃炎，其为属于慢性胃炎初期，一般炎症活动较为明显，临床上多出现胃痛、胃痞、嘈杂泛酸等症状，它们都与炎症的活动即中医的气滞郁热病机密切相关。即使该病病程较长，出现了纳呆、乏力少气、舌胖大等虚像，仍不能忽视胃热病机的存在。所以，治疗上"清胃法"应贯穿慢性浅表性胃炎治疗之始终。而慢性萎缩性胃炎常兼有郁热内蕴之证，清解郁热也是慢性萎缩性胃炎治疗原则，但清热不可过于苦寒，否则易损伤脾胃阳气，无力祛邪外出。清法可调节胃液分泌，减轻、消除胃黏膜充血、水肿、糜烂等炎症。李老治疗慢性胃病最常使用的清热药为蒲公英、夏枯草、白花蛇舌草、连翘、栀子、知母、石膏、桑白皮、黄芩、黄柏等，且很少大剂量使用苦寒药，而且很少同时使用黄连、黄芩、山栀、黄柏等药物。而其中用于清胃热的中药李老特别推崇蒲公英、连翘，二者均善治痈肿，李老认为胃炎属于胃内之痈，蒲公英善清肝胃热，"降滞气"，消瘀血，健胃助运，连翘尚有消食、清心、消痈之功，二者合用并有抗幽门螺杆菌、保护胃黏膜、保肝利胆等效。

（2）补法为根本：①润（润养脾胃之阴）以治本阴虚：润养脾胃之阴，注意养阴不要滋腻碍胃；胃阴与脾阴并重及区别。胃阴虚以胃之纳化功能失常为主，症见饥不欲食，食不知味，胃中灼热，干呕呃逆，大便秘结等；而脾阴虚则以运化失常为主，临床以纳食不化，肌肉消瘦，四肢懈惰，低热焦虑，涎少唇燥而红，皮肤干燥等为主症。治疗胃阴虚偏于生津清热，用药多甘寒之品，如沙参、麦冬、生地、天花粉、芦根、玉竹、石斛等，酌选用益胃汤、麦门冬汤、沙参麦冬汤等方；而脾阴虚则养阴和营，用药多甘淡、甘平，如山药、黄精、薏苡仁、茯苓、石斛、玉竹等。②补气健脾以治本气虚：益气健脾，常用生黄芪、党参、太子参、白术、山药、甘草等药补益脾气，最常用的药是太子参，该药又名孩儿参，系石竹科植物太子参的根，性味功效与党参相似，但药性平和，不仅能补气而且能养阴，生津止渴，由于补气作用较党参稍弱，所以较少壅滞气机。注意补气要防治过于壅滞。所以组方尤其重视运脾药物的应用，促使脾胃运化功能。根据病情或选用运脾理中之品，如陈皮、枳壳之类；喜用芳香醒脾之药，如藿香、佩兰、厚朴、砂仁、豆蔻之类，且可化湿；还常用消食助运药如焦三仙、炙内金、生谷麦芽。运脾类药物的应用有助于补气药功效的发挥，使补而不滞。

（3）和法为中心，首在调中焦气机：脾胃同居中焦，脾升胃降，为气机升降运动枢纽，脾胃有病首先表现出气机升降失调，所以对于慢性胃病的治疗，理气和胃是其基本治则，可达到调节胃肠蠕动及幽门括约肌功能，减轻胆汁返流，缓解黏膜下血管痉挛等作用。李老常用陈皮、半夏、枳壳、莱菔子、苏梗和胃降逆，理气调中；若腑气不通者，常以全瓜蒌合熟大黄通腑导滞。根据肝脾木土之间关系，重视情志因素对脾胃气机的影响，对合并有肝郁气滞者，重视调理肝气，清肝解郁和胃，常用柴胡、郁金、制香附等疏肝理气。但对于慢性胃病病程较长者，使用理气药时当遵循叶桂"忌刚用柔"之原则，使用理气而不伤阴的药物，如佛手、绿萼梅、香橼，对于有阴伤的病人在使用理气药时常配合使用养阴药，如沙参、麦冬、石斛等；为防止理气药伤阴，还可通过药物炮制的方法，减少阴伤，如使用醋柴胡。

（4）化瘀为手段：李老认为，胃为多气多血之腑，本病之血瘀多由气虚或气滞波及血运，导致气血同病，即《临证指南医案》所谓"初病在气，久病入血"。故活血化瘀亦是李老治疗慢性胃病常用之法，注意兼顾养血，少用破血耗血之品。现代研究认为活血法适用于慢性胃炎充血、水肿、组织变性或增生，血运障碍，以及溃疡的病理状态；可增加胃黏膜血流量，改善微循环；加速炎症吸收和溃疡愈合；促进固有腺体再生。常用的药物有当归、丹参、三七、延胡索、郁金、桃仁、红花、莪术等药物。尤多用丹参、三七或以二者配伍，因二者祛瘀而不伤正，"一味丹参，功同四物"，而三七则活血兼养血，善止痛消肿。

（5）温法不可失：李老认为随着疾病谱的改变，慢性胃炎患者以单纯虚寒见证较少，寒热错杂较为多见。临证见胃脘冷痛，得温痛减者，常辅以辛温之品，如乌药、高良姜、砂仁、豆蔻类温中，不用辛热之姜附；若属虚证，常以甘温治之，用黄芪、白术、党参类。温中有补，正足寒祛，寒祛气生。

6. 用药配伍特点

（1）用药清灵平和，顾护脾胃：李老选药倡导轻灵活泼，忌用过于刚燥、苦寒、滋腻之品。慢性胃炎属慢性病变，治疗用药时间较长，短期难以治愈。较长时间用药，如过于刚燥则易耗气伤阴；过于苦寒则易损伤脾胃；过于滋补则易壅滞碍胃，甚则可能助邪留寇。故而对于慢性胃炎的治疗选药，李老强调清、轻、简而不再伤胃之虞。因脾胃既病，则用药更须注意勿伐脾胃生生之气。临证组方，李老强调整体制方不能过偏于寒热温燥之一端。因现代社会压力大，工作紧张，生活富足，慢性胃炎辨证以热证为主，典型寒证少见，故清胃之法多用，温中之方少用；用药轻灵，剂量不能过大，常以"四两拨千斤"之比喻，希翼以轻灵之药复脾胃之正常；组方简约，处方不宜太大，遵"中焦如衡，非平不安"之说，根据阴阳、气血、寒热的转化、五脏的生克乘侮、邪正的盛衰及虚实的消长立法，注意相反相成之用药配伍，选药多用平和之品，少投味厚、性烈、性偏之物。

（2）注意补泻兼施，标本兼顾：慢性胃炎根治很难，用中药根治尚须费时较久，很多患者往往缺乏耐心。故治疗之中，须注重减轻或缓解其症状收效较速之品的应用。治本的同时配合治标效果更佳。慢性胃炎临证因有虚实之分，治法用药故有补泻之别。但临证难见纯虚或纯实之证，因此治疗用药须补泻兼施，或补虚扶正为主兼驱邪通降为辅，或驱邪通降为主兼扶正。①临证补益之法常以气阴为分，有健脾法和养阴法之别。健脾法适用于脾胃虚弱或脾胃虚寒的慢性胃炎患者，尤其是慢性萎缩性胃炎为常用之法。用药如黄芪、党参、茯苓、白术、山药、甘草、干姜、枳壳、砂仁、黄连、乌梅、鸡内金等。养阴法适用于胃阴不足的浅表或萎缩性胃炎患者，夹有胃热、肝郁等，常用药物有北沙参、麦冬、白芍、甘草、枸杞子、玉竹、石斛、山药、生地、山楂、佛手、乌梅、太子参等。②临证常用的泻法有调气、清化、活血三法。调气法用于胃气壅滞、气机失调引起脘痞、腹胀等，可调节胃肠蠕动及幽门括约肌功能，减轻胆汁返流，缓解黏膜下血管痉挛等。常与益气、活血法并用，常用药物有香附、木香、砂仁、苏梗、香橼、佛手、大腹皮、枳壳。清化法适用于脾虚湿阻，久郁化热，或酒食不节，酿生湿热。可调节胃液分泌，减轻、消除胃黏膜充血、水肿、糜烂等炎症。常用药物有茯苓、黄连、薏苡仁、广藿香、厚朴、半夏、白豆蔻、苍术等。活血法适用于慢性胃炎充血、水肿、组织变性或增生，血运障碍，以及溃疡的病理状态。

可增加胃黏膜血流量，改善微循环；加速炎症吸收和溃疡愈合；促进固有腺体再生。常用药物有莪术、当归、丹参、蒲黄、赤芍、乳香、没药、枳壳、延胡索、川芎、山楂、红花等。

（3）注意寒热并用，升降相宜，柔润相见：慢性胃炎病久多见日久化热或虚火上炎之证，但亦常兼寒证之像。治疗多用清热之法，如蒲公英、连翘、黄柏、黄连等；佐以温胃散寒之药，如干姜、高良姜、肉桂、桂枝等。寒热并用，并起反佐之意。因药物过于温燥，易伤胃阴，而过于寒凉则伤脾阳，唯寒热并用，方顾护脾胃之阴阳两端。脾胃气机升降相因，相反相成。本病治疗升降之法常常并用，将不同升降作用的药物进行合理搭配，使药剂的作用与脾胃气机升降相因的规律相顺应，以升促降，以降促升。李老常用辛开苦降之法仿仲景泻心汤类。《素问·阴阳应象大论》："辛甘发散为阳，酸苦涌泄为阴。"苦辛配伍之意即以苦能降能泄而和阳，辛能通能开而和阴。两者合用，泄中有开，通而能降，阴阳相和，用以通阳散结，流通气机，而恢复中焦升降转输之机能。脾喜刚燥，胃喜柔润，"阳明燥土，得阴始安"，"胃为阳土，非阴柔不肯协和"。故当遵循叶天士"忌刚用柔"之说，用药滋而不腻，理而不燥，温而不烈，清而不泄，突出"养柔"之则，养阴当放滋腻碍胃，同时，切勿过于辛香温燥，以免耗损胃阴。

（二）现代数据挖掘

1. 单味药分析

应用中医传承辅助软件，研究李世增教授治疗慢性胃炎的 471 首方剂，统计方中共包含 104 味药物，对其进行"频次统计"，按使用频次从高到低进行排序，使用频次在前 32 位的药物可归纳为 6 类。

（1）健脾益气消食药：太子参、黄芪、白术、茯苓、鸡内金、焦三仙。

（2）养阴生津药：白芍、北沙参、百合、麦冬、石斛、黄精、枸杞子。

（3）疏肝理气止痛药：佛手、香橼、枳壳、郁金、延胡索、紫苏梗、厚朴、苦杏仁。

（4）活血化瘀通络药：丹参、三七、丝瓜络。

（5）清热解毒消痈药：蒲公英、连翘、白花蛇舌草。

（6）祛湿醒脾药：姜半夏、白豆蔻、藿香、浙贝母。

各种致病因素伤及脾胃，首先伤及脾胃之气，影响脾胃的受纳、运化功能，导致纳呆、痞满、胃痛、便溏等症。治疗自当健脾益气，故常用黄芪、太子参、白术、茯苓等药，即四君子汤加黄芪。四君子汤为补气的基础方、常用方，原方为人参，李老多用太子参 20~30g 替代，一方面是出于经济的考虑，另一方面是防人参、党参过于温燥，损伤胃阴。健脾益气同时合用焦三仙、鸡内金，以助健脾消食，促进药物及饮食物的消化吸收。脾喜燥而恶湿，脾气虚，运化功能失常，易生湿邪，湿邪困脾，更使其运化功能减退。对于脾虚湿困的患者，李老在健脾益气的同时，加入祛湿之品，常用姜半夏、白豆蔻、藿香、浙贝母之类芳香祛湿醒脾。在慢性胃炎用药统计中佛手、香橼、枳壳、郁金、延胡索、紫苏梗、厚朴、苦杏仁应用频次较高，用量多在 6~10g。慢性非萎缩性胃炎中常见呃逆、嗳气、反酸、腹胀等脾胃升降失调的表现，又以肝胃气滞证所占比例最高。上述诸药调和肝胃之气，更以牡蛎重镇平肝制酸。且李老选药性味作用平和，不过于温燥峻猛，疏肝理气、调节脾胃升降，而无破气伤中之弊。在慢性非萎缩性胃炎用药频次的统计中黄芩、桑白皮用药频次排在30、31位，主要取其"佐金平木"之意。李老在舒理和胃之气的基础上使用桑白皮、黄芩清泻肺热、肃降肺气，辅助泻肝火、平肝气。在慢性萎缩性胃炎中热象表现不明显，故不用桑白皮、黄芩，换用苦杏仁降肺气，制约上逆之肝气，亦取"佐金平木"之意。就整体气机而言，《素问·刺禁论》云"肝生于左，肺藏于右"论肝气升动，肺气肃降，两脏气机升降维持协调平衡。故清降肺气可制约肝气上逆，肝火上炎，"佐金平木"临床收效甚佳。

2. 以中医脏腑关系、辨证论治、既病防变思想为基础配伍组方

整体观念和辨证论治是中医学的基本特点，所有中医诊疗实践都基于此。慢性非萎缩性胃炎肝胃气滞证，病起于肝，源于情志不和、内伤于肝，肝失疏泄，气机不畅，进而影响脾胃的升降协调，木盛乘土，"清气在下，则生飧泄，浊气在上，则生膜胀"，临床可见纳呆、腹胀、便溏等脾虚运化功能失常的表现。故治疗在着力疏肝理气的同时，当兼顾健脾运化。本方证选用生黄芪、太子参。肝郁气滞，郁久易于化热伤阴，同时，疏肝理气之品，如柴胡等，多偏于温燥，易劫伤阴液。肝"体阴而用阳"，胃"喜润而恶燥"，根据临床病变趋势，用药性味特点，结合脏腑生理特性，故治疗时酌加养胃阴的百合、石斛、白芍等药生津和胃。

李老认为，人体是一个有机的整体，脏腑之间相互联

系，疾病时相互影响，可发生传变。《素问·四气调神大论》提出"圣人不治已病治未病"，即未病先防的观点。《难经》指出"所谓治未病者，见肝之病，则知肝当传之于脾，故先实脾气，无令得受肝之邪"，即既病防变的观点。李老在慢性非萎缩性胃炎肝胃气滞证中早期使用益气养阴药物即属于此。慢性非萎缩性胃炎以肝胃气滞证和脾胃湿热证居多，胃镜显示：胃黏膜充血、水肿或糜烂、出血，为内在的炎性反应，微观辨证而言属火热之证。病变日久，发展为慢性萎缩性胃炎，胃镜、病理所见黏膜苍白，腺体减少，一般胃液分泌减少，食入不化，医家普遍认为属气阴两虚证，大量使用益气养阴的方药治疗。但在疾病早期，未见明显气阴两虚症状之时，较少应用。对于一个疾病的发展变化过程而言，需根据疾病的发展变化趋势进行预判，防微杜渐，掌握疾病的现状和传变趋势，在疾病的早期干预治疗，防止疾病进一步发展恶化。故对于慢性非萎缩性胃炎肝胃气滞证而言，早期使用益气养阴药生黄芪、太子参、百合、石斛可防止和减轻病邪的损害，即所谓"既病防变"，亦属"实脾"，益气养阴，调补脾胃，通过调与补的有机结合，"先安未受邪之地"，此法通过临床试验比较，较不用益气养阴药的效果更佳，临床症状改善更显著。

对于慢性非萎缩性胃炎而言，迁延不愈即可转化为慢性萎缩性胃炎。结合现代的数据挖掘手段和李老的临证用药经验，本着中医"治未病"、"既病防变"的原则，为取得更好的临床效果，防止疾病加重、恶化，在早期症状较轻时，即先行使用太子参、黄芪、百合、石斛等益气养阴之品，有助于疾病的好转和痊愈。

大医精诚万世师表

（三）慢性非萎缩性胃炎

1. 病因病机及诊疗思路

慢性非萎缩性胃炎多由饮食不节、情志不舒所致，致病以脾胃气虚、升降失调为主。病机特点以热、湿、郁为主。常用治法包括清热解毒、化湿和胃、疏肝理气、活血通络。李老认为脾胃以阴为本，以气为用。各种致病因素伤及脾胃，首先伤及脾胃之气，影响脾胃的受纳、运化功能，导致纳呆、脘痞、胃痛、便溏等症。治疗自当健脾益气，常用生黄芪、党参、太子参、白术、山药、炙甘草等药，并合用焦三仙、鸡内金、生谷芽、麦芽之类健脾消食。脾喜燥而恶湿，脾气虚，运化功能失常，则湿浊内生，故选用藿香、佩兰、砂仁、白豆蔻之类芳香醒脾。慢性非萎缩性胃炎病久伤及脾胃之阴，导致脾胃阴虚，病情进一步发展形成慢性萎缩性胃炎。为防久病伤阴，李老多先加入养阴之品，取未病先防之意，常用百合、石斛、玉竹等。脾气主升、胃气主降，脾胃之气阴不足均可导致中焦气机升降失常，李老喜用升麻、柴胡、紫苏梗、木香、厚朴调理气机。若腑气不通者，则以全瓜蒌、熟大黄通腑导滞。李老治疗本病重视情志因素对脾胃的影响，对合并有肝郁气滞者，重视调理肝气，常以四逆散加减，疏肝理气。因慢性胃炎患者治疗时间较长，使用理气药恐劫伤肝阴，宜"忌刚用柔"，选用理气而不伤阴的药物，如佛手、白梅花、香橼等。

2. 辨治经验

李老将慢性非萎缩性胃炎主要分为肝胃气滞证、脾胃湿热证和气阴两虚证三型，肝胃气滞证远超其他两型。中医学一直认为情志因素是导致脘痞、胃脘痛发生的主要原因,自《内经》即有"思伤脾"之说;现代医学也认为,胃炎的发生与情绪因素密切相关。现代人工作压力过大,人际关系复杂,因此而导致的慢性非萎缩性胃炎中肝胃气滞证发生率自然较高。临床诊治中纯粹单一证型者较相兼证型者少,很多患者以其中一型为主,兼夹另一型或两型。

（1）肝胃气滞证

肝主疏泄,调畅气机,借助其升散之性,使气的运行通而不滞,散而不郁。通过对全身气机的调节作用,影响脾胃的升降运动,影响胆汁的生成、贮存和排泄,影响情志活动,从而影响饮食物的消化和吸收。肝的疏泄功能正常,全身气机疏通畅达,有助于脾升胃降二者之间的协调。可见,肝脏的疏泄功能是脾胃气机疏通畅达的一个重要条件。故有"土得木而达"之说。若肝疏泄功能异常,影响于脾,脾气不升则生飧泄,脾气受阻不通则腹痛,继而成为痛泻之症,此属肝脾不和。若影响到胃,胃气不降则生膜胀,胃气上逆则见嗳气、呃逆、恶心呕吐、反酸,此属肝胃不和。故李老临床治疗脾胃病时除调理脾胃的纳运、升降、燥湿以外,采用调理肝气、清泻肝火的方法。

以自拟柔肝汤为基本方进行治疗。方药组成:杭白芍12g,杭白菊10g,郁金10g,枳壳10g,延胡索10g,丹参12g,蒲公英15g,连翘12g,白花蛇舌草15g,炙甘草6g。临证加减:常用佛手、香橼、延胡索、紫苏梗、白梅花、醋柴胡、香附、厚朴、木香等疏肝理气、行气止痛药;临证或在疏肝和胃之气的基础上使用桑白皮、黄芩清泻肺热、肃降肺气,以制约上逆之肝气,维持两脏气机升降协调平衡,即五行学说所言"佐金平木"之意。肝郁日久，郁而化火，肝火上炎者，加菊花、川楝子、黄芩、夏枯草等清肝泻火。肝体阴而用阳，胃喜润而恶燥，故用百合、北沙参、玄参、石斛、玉竹、白芍、黄精、枸杞子等养肝胃之阴；太子参、黄芪、白术、茯苓、姜半夏、白豆蔻、藿香、佩兰健脾益气祛湿；焦三仙、鸡内金消食导滞；牡蛎、浙贝母镇肝制酸；蒲公英、连翘清热解毒消痈。因病程较长，久病致瘀，故以丹参、三七、丝瓜络活血化瘀通络。

（2）脾胃湿热证

《内经》言："诸湿肿满皆属于脾"，"脾虚生湿"。反之，湿邪也最易伤脾，湿邪蕴久化热，李老以食欲不振、脘腹痞闷，便黏、排便不爽，苔腻脉滑为辨证要点，治疗选三加减正气散加减。常用去三焦湿邪的苦杏仁、白蔻仁、生薏苡仁，芳香化湿的藿香、陈皮，淡渗利湿的茯苓等。湿盛而舌苔厚腻者，为加重祛湿之功，使用苍术、茵陈，及利小便而祛湿邪的车前子、大腹皮等，即所谓"治湿不利小便非其治也"；厚朴、木香通腑理气，消胀除满。若见胃脘灼热疼痛，呃逆、舌黄腻者，则为热重于湿，则治以清热除湿和胃，以自拟清热和胃汤治疗。方药组成：蒲公英15g，连翘12g，白花蛇舌草15g，藿香10g，姜半夏6g，化橘红10g，白蔻仁6g，延胡索10g，生甘草6g。

（3）气阴两虚证

李老认为脾胃以阴为本，以气为用。其运化功能主要依赖于脾气，慢性胃炎多可见食欲不振、腹胀、便溏等脾气虚的表现。健脾益气李老常用四君汤、黄芪，同时食欲不振、或食谷不化者多合用焦三仙、鸡内金，助其消食开胃。对于参类的选择，脾气虚甚者用人参，阳气不足者用红参，气阴两虚者用西洋参。普通气虚者多用党参，气阴两虚者用太子参合北沙参。慢性非萎缩性胃炎病久伤及脾胃之阴，导致脾胃阴虚，病情进一步发展形成慢性萎缩性胃炎。为防久病伤阴，李老多先加入养阴之品，取未病先防之意，常用北沙参、石斛、百合、麦冬、白芍、黄精、枸杞子。

3. 典型医案

验案一 胃脘痛（肝郁气滞，脾虚湿困）

才某某，男，30 岁，2013 年 11 月 9 日初诊。主诉：胃脘胀痛反复发作 10 余年，加重 2 周。患者胃脘胀痛反复发作 10 余年，近两周无明显诱因胃胀痛加重，纳少，返酸，便溏，日 1 次，舌红，边尖少苔，中后薄黄腻，脉弦细。胃镜确诊慢性非萎缩性胃炎。

中医诊断：胃脘痛（肝郁气滞，脾虚湿困）。

治法：疏肝理气，健脾化湿。

方药：

生黄芪 30g	太子参 30g	北沙参 10g	白　术 10g
茯　苓 10g	石　斛 10g	玉　竹 10g	杭白菊 10g
白梅花 10g	杭白芍 10g	郁　金 10g	枳　壳 10g
姜半夏 10g	竹　茹 10g	白豆蔻 6g	丹　参 15g
生甘草 6g			

7 剂，水煎服，日 1 剂。

二诊（11 月 23 日）：药后胃胀痛明显减轻，返酸减轻，仍纳少，便溏，舌尖红，苔薄黄，脉弦细。方药：

生黄芪 30g	太子参 30g	山　药 20g	白　术 10g
百　合 10g	石　斛 10g	蒲公英 15g	连　翘 12g

大医精诚万世师表

白花蛇舌草 15g 白梅花 10g　延胡索 10g　紫苏梗 10g

鸡内金 6g　焦山楂 10g　焦神曲 10g　焦麦芽 10g

藿　香 10g　白豆蔻 6g　丹　参 15g　生甘草 6g

14 剂，水煎服，日 1 剂。

三诊（12 月 28 日）：患者用药 1 月，胃胀痛消失，无返酸、纳少、便溏，舌淡红，苔薄白，脉弦细。方药：

生黄芪 30g　太子参 30g　山　药 20g　白　术 10g

茯　苓 12g　石　斛 10g　蒲公英 15g　连　翘 12g

白梅花 10g　延胡索 10g　紫苏梗 10g　鸡内金 6g

焦山楂 10g　焦神曲 10g　焦麦芽 10g　藿　香 10g

丹　参 15g　生甘草 6g

14 剂，水煎服，日 1 剂。

【按语】患者素体脾胃虚弱，体瘦，纳少，后因学习工作紧张，肝气犯脾，克伐脾胃，故胃痛、胃胀反复发作，大便溏泻；肝气上逆，引动胃气，胃气上逆则呃逆、返酸。故以四君子汤益气健脾；四逆散疏肝理气。李老认为脾胃以阴为本，以气为用，为防久病伤阴，故加入养阴之品，取未病先防之义。非萎缩性胃炎胃镜为充血性炎症表现，故选蒲公英、连翘、白花蛇舌草清热解毒消痈。

验案二　胃脘痛（胃阴不足，肝气犯胃）

童某某，男，68 岁，2013 年 4 月 11 日初诊。主诉：胃脘疼痛 1 月。近一月不明原因胃脘疼痛，食后疼痛加重，夜间痛甚，嗳气矢气后疼痛减轻，未治疗来诊，现症见胃脘疼痛，灼热感，嗳气，大便干。舌质淡红，苔薄白黄，脉弦。查 BP：160/100mmHg。

中医诊断：胃脘痛（胃阴不足，肝气犯胃）。

治法：养阴益胃，疏肝理气。

方药：

太子参20g	北沙参12g	麦 冬10g	五味子6g
川楝子10g	延胡索10g	丹 参12g	蒲公英10g
连 翘10g	姜半夏10g	苏 梗10g	白蔻仁6g
焦神曲10g	焦麦芽10g	炙内金6g	熟大黄6g
瓜 蒌20g	生甘草6g		

7剂，水煎服。

二诊（4月18日）：胃痛较前好转，嗳气减少，时有灼热感，大便略干，舌暗，胖大，舌淡红，脉弦，继以前法治疗。方药：

太子参20g	茯 苓12g	麦 冬10g	五味子6g
川楝子6g	延胡索10g	姜半夏10g	苏 梗10g
丹 参15g	陈 皮10g	白蔻仁6g	炒白芍10g
三 七6g	枳 壳10g	川贝母6g	浙贝母6g
丝瓜络6g	生甘草6g		

7剂，水煎服。

三诊（5月2日）：胃痛愈，偶有咯痰，灼热感无，大便调，舌质暗红，苔薄黄，脉细弦。继以前法巩固治疗。方药：

党 参12g	麦 冬10g	五味子6g	姜半夏10g
茯 苓12g	陈 皮10g	炒莱菔子10g	川贝母6g
浙贝母6g	白 术10g	桑白皮10g	黄 芩10g
苦杏仁10g	炒苏子6g	苏 梗10g	天 麻10g
丹 参15g	炙甘草6g		

7剂，水煎服。

随访：经调治，患者胃痛痊愈，咯痰无。

【按语】本例患者为老年男性，胃痛1月未规律治疗，脾胃升降作用与肝之疏泄功能密切相关，即"土得木而达"（《素问．宝命全形论》）。因此忧思恼怒，气郁伤肝，肝气横逆，势必克脾犯胃致气机郁滞逆乱，而发生疼痛。病程日久化火伤阴，胃阴不足，胃失濡养，气机不畅，上不布津，故见胃脘灼痛，阴虚液耗，无以下溉，肠道失调，而见大便干燥。故李老师在治疗时应用太子参益气养阴，补气生津，麦冬、沙参清热滋阴润燥，元胡、川楝子行气活血止痛，前人谓"元胡能行血中之气滞，气中血滞，故能专治一身上下诸痛。"丹参活血止痛，蒲公英清胃止痛，健脾化滞，蒲公英为治疗胃脘痛之善品，《本草衍义补遗》曰其"解食毒，散滞气。"《医材纂要》谓之"补脾和胃，泻火"。连翘入胃可清热、利枢机，可使脾升胃降。姜半夏燥湿和胃，消痞散结。苏梗、白蔻仁行气疏肝和胃。瓜蒌行气宽胸，润肠通便，焦神曲、焦麦芽、炙内金消食化积和胃，熟军泻热通便。诸药合用共奏养阴益胃，疏肝理气，解痉止痛之效，故临床取效明显。

（四）慢性萎缩性胃炎

1. 病因病机及诊疗思路

慢性萎缩性胃炎的消化道症状主要包括三个方面：疼痛（胀痛、刺痛、隐痛、"揪"痛等）；消化不良（早饱、腹胀、痞满、嗳气、恶心、上腹痛、上腹烧灼感等）；消化道功能紊乱（便秘、便溏、下腹胀、肠鸣等）。慢性萎缩性胃炎的病因乃饮食所伤、外邪犯胃、情志不调、劳倦过度及禀赋不足，导致脾胃虚弱，运化失司，升降失常，本虚标实；标本主次，因人而异。本虚为脾胃气虚、脾胃阴虚、脾肾阴虚、脾肾阳虚；标实为湿热内蕴、肝气郁结、湿滞内蕴、气滞血瘀。此外，气滞、血瘀、郁热、痰浊、湿阻等实邪多与脾胃气虚或阴虚、脾肾阴虚或阳虚弱等正虚合并在一起，形成虚实夹杂之证。故病性以虚实夹杂为主。病位虽在胃与脾，但与肝、肺、肾均有关联。因胃气失于和降，可影响肺气之宣肃；肺失宣肃，又可影响胃的和降功能，加重胃气郁滞。胃与肝相邻，胃气不和与肝气郁滞又密切相关，说明该病的病位常涉及它脏，如土壅木郁，土不生金，土不制水等。

对慢性萎缩性胃炎的治疗，根据辨证结果，治法以益气、温中、养阴、行气、消滞、化瘀、清化为主。李老根据临床表现在治疗时肝胃不和者多选用柴胡舒肝散加减，脾胃湿热者多选芩连平胃散加减，脾胃虚弱者多选用六君子汤加减，胃阴不足者多选用益胃汤加减，寒热错杂者多选用半夏泻心汤加减，胃络瘀血者多选用丹参饮加减。并自拟保胃汤（党参 10g，生黄芪 20g，女贞子 10g，枸杞子 20g，黄精 10g，丹参 12g，延胡索 10g，白豆蔻 6g，陈皮 10g，炙甘草 6g）、复膜汤（生薏苡仁 30g，苍术 6g，白术 10g，生黄芪 20g，丹参 15g，延胡索 10g，三七粉（冲）1.5~3g，炙甘草 6g）为基础方加减治疗。

加减：兼热毒者加白花蛇舌草 15g，连翘 10g，蒲公英 15g；脾胃气虚者常太子参配白术以益气健脾；有积滞者，常以太子参配山药、鸡内金，补消相伍推陈致新。若见 HP 阳性患者，属热证者，加用黄连合蒲公英清泄胃热而不伤阴；属脾胃虚弱则加生黄芪、生甘草以益气解毒。对于慢性萎缩性胃炎伴有胃黏膜不典型增生和肠上皮化生者，现代医学认为这一病理改变属于胃癌的癌前病变。现代医学在治疗上往往效果不明显。李老师认为此病变由各种原因引起的气滞血瘀、湿阻、痰浊等综合作用所致，情志所伤、劳逸失度、六淫之邪所侵也是其主要发病原因。故以脾胃因引起气滞、血瘀、湿阻、痰浊等引起气血阴阳失调独毒内生所致，在治疗上常采用活血化浊的方法。伴肠上皮化生者常在辨证的基础上加生薏苡仁、化橘红、白花蛇舌草、土茯苓、连翘、郁金、枳壳等清热化浊解毒之品；若伴有不典型增生者，常加入三七、丹参、莪术、生牡蛎等活血化瘀、软坚散结之品。

2. 典型医案

验案一　胃脘痛（气阴两虚）

吴某，女，55岁，2012年3月15日初诊。

主诉：胃脘胀痛反复发作10余年。

现病史：患者胃脘胀痛反复发作10余年，食欲不振，食后胃中嘈杂，时胀时痛，面色萎黄，疲乏倦怠，消瘦，便溏，日1次，舌暗红，边尖少苔，中后薄黄腻，脉弦细。查胃镜确诊为慢性萎缩性胃炎，并伴肠化。

中医诊断：胃脘痛（气阴两虚）。

治法：益气养阴，和胃止痛。

方药：

生黄芪30g	太子参30g	北沙参10g	白　术10g
茯　苓10g	石　斛10g	玉　竹10g	白　芍10g
蒲公英10g	连　翘12g	白花蛇舌草20g	丹　参15g

三　七 10g　　焦山楂 10g　　焦神曲 10g　　焦麦芽 10g

鸡内金 10g　　白梅花 10g　　炙甘草 6g

7 剂，水煎服，日 1 剂。

二诊（3 月 22 日）：药后胃胀痛不适明显减轻，仍纳少、便溏，舌暗红，苔薄黄，脉弦细。方药：

生黄芪 30g　　太子参 30g　　山　药 20g　　白　术 10g

百　合 10g　　石　斛 10g　　白　芍 10g　　蒲公英 15g

连　翘 12g　　白梅花 10g　　苏　梗 10g　　鸡内金 6g

焦山楂 10g　　焦神曲 10g　　焦麦芽 10g　　丹　参 15g

三　七 10g　　生甘草 6g

14 剂，水煎服，日 1 剂。

三诊（4 月 19 日）：患者用药 1 月，胃胀痛消失，纳少、便溏明显好转，舌暗红，苔薄白，脉弦细。上方去白花蛇舌草和焦三仙，加茯苓 12g，生谷芽 10g，生麦芽 10g。14 剂，水煎服，日 1 剂。继续巩固疗效。

【按语】患者胃脘不适多年，纳少，脾胃虚弱，气血化生不足，故疲乏倦怠，身体消瘦。李老认为脾胃以阴为本，以气为用，故以黄芪合四君子汤益气健脾；北沙参、百合、石斛、白芍养阴生津；胃镜提示患者慢性萎缩性胃炎伴糜烂、增生，属癌前病变，故选蒲公英、连翘、白花蛇舌草清热解毒消痈，并防癌变，防止病情进一步发展恶化。患者病久，久病多虚多瘀，故丹参、三七活血化瘀，通络止痛；焦三仙、鸡内金、生谷麦芽消食开胃，启发胃气；为防滋补壅滞，使用少量理气白梅花、苏梗理气宽中，并助恢复脾胃的升降协调。全方合用，健脾益气、养阴生津、活血理气、清热解毒多法合用，恢复脾胃的运化功能，使疾病得以好转。

验案二　胃痞证（气阴两虚，气滞血瘀）

李某某，女，62 岁，2014 年 7 月 7 日初诊。主诉：胃胀伴胸骨后伴灼热感 3 年，消瘦 1 年。近 3 年时常出现胃脘不舒，食后胃胀，晚饭后胃酸明显，胸骨后灼热感，近 1 年来消瘦，体重减轻 10 余斤，平素口干，纳差。大便日 1 次，稍干，小便正常，眠差。舌暗红，舌根部苔薄黄；脉弦细。述于 2012 年 10 月及 2013 年 10 月行 2 次胃镜检查，均诊为慢性萎缩性胃炎，反流性食管炎。

中医诊断：胃痞证（气阴两虚，气滞血瘀）。

治法：健脾和胃，益气养阴，理气活血。

方药：

太子参 20g	北沙参 12g	百　合 10g	石　斛 10g
玉　竹 10g	柏子仁 12g	玄　参 10g	生地黄 15g
郁　金 10g	枳　壳 10g	连　翘 10g	合欢皮 12g
首乌藤 15g	白豆蔻 6g	丝瓜络 6g	丹　参 15g
三七粉 3g(冲)	生甘草 6g		

7 剂，水煎服。

二诊（7 月 14 日）：药后自觉胃胀明显减轻，偶有胸骨后烧灼感，汗出较多。今日大便 2 次，便稀，眠可。舌脉同前。前方加减，去柏子仁、生地黄、连翘，加浮小麦、茯苓、焦三仙、炙内金。方药：

太子参 20g	北沙参 12g	百　合 10g	石　斛 10g
玉　竹 10g	浮小麦 30g	玄　参 12g	茯　苓 12g
郁　金 10g	枳　壳 10g	合欢皮 12g	首乌藤 15g
白豆蔻 6g	丹　参 15g	丝瓜络 6g	焦三仙各 10g
炙内金 6g	三七粉 3g(冲)	生甘草 6g	

28 剂，水煎服。

三诊（8 月 11 日）：胃脘无明显不适，偶胃脘灼热，食后隐隐胃胀，面色较前光泽，体重略有增加，大便日 1 次，质软。舌暗红苔少；脉细弦，沉取无力。守前方，去浮小麦、玄参、合欢皮、首乌藤，加延胡索 10g，白梅花 10g。14 剂，水煎服。

四诊（9 月 15 日）：胃脘无明显不适，二便正常，睡眠不实。舌暗红，苔薄；脉细弦。继续服药，巩固疗效。方药：

太子参 20g	生黄芪 15g	黄 精 12g	百 合 10g
炒白术 10g	茯 苓 12g	枸杞子 15g	女贞子 10g
白 芍 10g	蒲公英 15g	连 翘 12g	白花蛇舌草 15g
生薏苡仁 30g	玄 参 12g	麦 冬 10g	浙贝母 10g
焦三仙各 10g	炙内金 6g	白豆蔻 6g	白梅花 6g
三七粉 3g(冲)	生甘草 6g		

28 剂，水煎服。

五诊（3 月 2 日）：患者守前方间断服药，面色红润有光泽，体重增加，偶晚饭后反酸，余无不适。舌暗红，苔薄；脉弦细。方药：

太子参 20g	生黄芪 15g	黄 精 12g	百 合 10g
炒白术 10g	茯 苓 12g	枸杞子 15g	生牡蛎 20g(先煎)
白 芍 10g	蒲公英 15g	连 翘 12g	白花蛇舌草 15g
生薏苡仁 30g	玄 参 12g	麦 冬 10g	浙贝母 10g
焦三仙各 10g	炙内金 6g	白豆蔻 6g	白梅花 6g
桑白皮 6g	川贝母 6g	三七粉 3g(冲)	山 药 30g

28 剂，水煎服。

大医精诚万世师表

电话随访（2015年6月10日）：患者病情稳定，偶饮食不慎出现胃胀，余无明显不适。

【按语】李老对本病的治疗，创"温、清、和、补、化"五法并用，用药清灵，注重清、轻、简而不伤胃之虞，并自创保胃汤合柔肝而以治之。保胃汤以气阴双补治本，方中生黄芪、太子参、枸杞子、黄精四药合用，生黄芪合太子参益气健脾，枸杞子合黄精四药并用，生黄芪合太子参益气健脾，枸杞子合黄精养阴润胃，而脾胃以阴为本，以气为用，保胃汤气阴双补以顾护脾胃，以期达"正气内存，邪不可干"，从而调和脾胃，柔肝汤以柔肝和胃为立法，因导师重视情志在本病发病中的重要地位，治胃重视从"肝"论治，所创之柔肝汤由杭白芍、杭白菊、郁金、枳壳、白梅花（或玫瑰花）并用，以疏肝、清肝、平肝、养肝之法并用，从而达到柔肝而调和脾胃的目的。

具体到本例患者，初诊时病情较重，脾胃虚弱明显，用药亦需"轻清"。避免加重脾胃负担。考虑到局部有灼热感，当属虚热较盛，补益脾胃之气当以养阴清内热为主，故以北沙参、石斛、百合、玉竹之清补之品合太子参气阴双补，配伍生地黄、玄参清虚热，连翘、蒲公英之品清胃热，郁金、枳壳疏肝利胆和胃；丝瓜络、丹参、三七活血通络；白豆蔻及之后所用的焦三仙、鸡内金之品功在健脾助运。考虑到患者睡眠较差，处方中医合欢皮、首乌藤、柏子仁养心安神。用药后病情逐渐缓解，脾胃运化功能逐渐恢复之时，李老用药亦随之改变。首先是补益之品增加，加入生黄芪、茯苓、白术等补脾气之品，养阴之药也相对柔润平和，如用以黄精、枸杞子、女贞子等。针对本病属癌前病变：认识方中加白花蛇舌草以抗癌防止癌变，以生薏苡仁合浙贝母、生牡蛎等软坚散结，配合活血之药，有助于萎缩之胃黏膜恢复。总之，本病属慢性病程，在医生治疗的同时，患者的配合尤为重要，除了应坚持服药六个月至一年，必须调情志，注意饮食，并配合适当运动增强体质。医患配合极为重要，是保证疗效的基本前提。

大医精诚万世师表

七、胃食管反流病

（一）病因病机

胃食管反流病，是指胃十二指肠内容物反流至食管引起的不适症状和（或）组织学改变，包括反流性食管炎、非糜烂性反流病和 Barrett 食管，是临床常见病、多发病，亦属于难治性疾病，且易于复发。临床上可见 3 组症状：一是反流症状，包括反酸、反食和苦味的胆汁、肠液上泛；二是反流物刺激食管所引发的症状，主要有烧心和胸痛；三是食管外刺激症状，以咽喉炎、咳嗽、哮喘为多见。

李世增教授对于胃食管反流病的治疗有其独到的心得，认为肝失疏泄、脾胃虚弱、升降失调是发病的关键，病变部位虽在食管，但病变之本却在肝和脾胃。情志与饮食因素是导致本病发生的主要原因。脾胃同居中焦，以膜相连，通过经络相互络属，胃主受纳，脾主运化，脾喜燥而恶湿，胃喜润而恶燥，脾气主升，胃气主降，纳运相合，燥湿相济，升降相因，共同完成饮食的消化吸收，共为后天之本，气血生化之源。若外感邪气，热邪犯胃、寒伤中阳、湿邪阻滞；或饮食不节，饥饱无常，饮食偏嗜，过食辛辣、寒凉、肥甘厚味，过度饮酒；或忧思伤脾，导致脾气虚弱，中焦气机阻滞，脾胃升降失常，胃气不降反而上逆而引发本病。脾胃功能失常是胃气上逆的重要机制。正如明代张景岳所言"吞酸等证，总由停积不化而然，而停积不化，又总由脾胃不健而然"。肝主疏泄，调畅气机，性喜条达而恶抑郁，对全身气机均具有调节作用。若因七情所伤，尤其忧思抑郁，或恼怒暴怒最易伤肝，导致肝气郁结，或肝火上炎，肝气横逆犯脾犯胃，致肝脾不和，肝胃不和，胃气上逆而发病。这早在《内经》中就有明确论述。《素问·至真要大论》云"少阳之胜，热客于胃，烦心心痛，目赤欲呕，呕酸善饥"。《灵枢》亦云"邪在胆，逆在胃，胆液泄则苦，胃气逆则呕苦"。《临证备要·吞酸》曰："胃中泛酸，嘈杂有烧灼感，多因于肝气犯胃"。从中医五行学说而言，肝气上逆又受肺金制约，金克木也。肺金在上，其气肃降，制约在下之肝气上逆，《内经》言："肝升于左，肺降于右"，佐金可以平木。刘完素在《素问玄机原病式·六气为病·吐酸》中说"酸者，肝之味，由火盛制金，不能平木，则肝木自甚故为酸也"；朱丹溪亦云"吞酸者，湿热布积于肝，而出于肺胃之间"。肺主肃降，肺气不降，肝气上逆，则可影响中焦脾胃升降，胃气上逆则酸水上泛。李世增教授根据本病的病机特点，顺应脏腑特性及脏腑关系确立了相应的治疗原则和方药。

（二）辨治经验

　　若以实证为主，病机主要因肝胆郁热、胃失和降。当治以清肝泻热、疏肝利胆、和胃降逆。立自拟方——疏肝利胆和胃方：

醋柴胡 10g	黄　芩 10g	郁　金 10g	木　香 6g
厚　朴 6g	姜半夏 10g	枳　实 10g	熟大黄 10g

佛　手 10g　　延胡索 10g　　蒲公英 15g　　连　翘 12g

生甘草 6g

如以虚证为主，病机为脾胃虚弱，肝气横逆侮脾犯胃，升降失常。当治以疏肝健脾，降逆和胃法，以和降汤为基础方加减治疗，标本兼治，取得良好。和降汤处方：

生黄芪 30g　　太子参 20g　　白　术 10g　　茯　苓 10g

紫苏梗 10g　　姜半夏 9g　　醋柴胡 10g　　白　芍 10g

郁　金 10g　　枳　壳 10g　　厚　朴 6g　　生牡蛎 30g^(先煎)

焦三仙各 10g　　炙甘草 6g

方中生黄芪合四君子汤，健脾益气治本，更加焦三仙健脾消食以助饮食物的消化吸收，使脾气健运，水谷精微化生充足，气血充盈，维持机体各脏腑组织器官的生理功能活动。脾气健运，脾胃升降协调，脾升胃降恢复协调平衡，则无上逆之弊。

常用加减：①肝郁化火，反酸、烧心、胸骨后疼痛者：加白菊花 10g，川楝子 6g，延胡索 10g；②脾虚湿困，苔腻者：加苦杏仁 10g，生薏苡仁 30g，白豆蔻 6g。③脾胃虚寒，泛吐清水者：太子参换党参 10g，加生姜 10g，大枣 10g；④胃阴亏虚，口干便秘者：加石斛 10g，百合 10g，酒大黄 10g。⑤腹泻者加木香 10g，黄连 10g。

李老认为本病的主症虽为胃气上逆所致，实则多由肝气上逆所致。故李老治疗该病使用大量疏肝理气药物，以四逆散加郁金为主药，疏肝理气、利胆和胃。柴胡选用醋制，去其燥烈之性，用枳壳而不用枳实，防其破气，两者配合，一升一降，入肝经，调畅气机，疏肝和胃。李老善用对药郁金枳壳。郁金和枳壳疏肝理气，保肝利胆。脾气虚为病变之本，脾气虚，运化水液功能失常，影响到体内津液的生成、输布和排泄，会导致痰湿内生，而成湿痰之证，故有脾虚生湿、脾为生痰之源之说。痰湿中阻则影响脾胃之升降，胃气不降，反而上逆而致泛吐清水痰涎，嗳气，呕恶之症。针对这一病理变化，并顺应脾喜燥恶湿的生理特点，李老采用化痰祛湿的原则和方法，以姜半夏、厚朴、浙贝母，理气化痰，降逆和中。和降汤中更用苏梗、姜半夏、厚朴理上、中、下三焦之气，理气降逆和中。其中苏梗入肺、脾、胃经，宽胸利肺气，理上焦、中焦之气；姜半夏，亦入肺、脾、胃经，理中上两焦之气，燥湿化痰，消痞散结，降逆止呕，尤以姜制后，不仅去其毒性，更加强其降逆止呕之功效；厚朴，入肺、脾、胃、大肠经，理上中下三焦之气，燥湿消痰，下除满。方中加入生牡蛎重镇降逆，制酸止痛。牡蛎用生而不用煅，李老意在重镇，取其沉降之性，而非主要制酸之义。若肝郁化火，反酸、烧心、胸骨后疼痛甚者，李老常加用白菊花10g，川楝子6g，延胡索10g等药物。若肝郁化火，烧心、反酸甚，胸骨后疼痛者，李老常加重疏肝理气药的使用，合用白梅花10g，香橼10g，佛手10g等；加入白菊花、夏枯草清肝热；或合用山药、黄精、百合抑阴潜阳；胸骨后痛甚者常合用金铃子散，川楝子6g，延胡索10g，理气止痛。肝郁化火，部分患者兼见咽喉炎、咳喘等食道外症状时，李老常加入黄芩、杏仁等，清降肺气，取佐金平木之义。

　　患者在治疗的同时注意预防调护，保持心情舒畅，改变不良的生活方式与饮食习惯：①戒烟、戒酒、戒浓茶，减少辛辣、油腻、甜黏食物的摄入；②睡前3小时不进食，忌餐后倒卧，睡觉适度抬高床头；③尽量减低腹压，避免穿紧身衣。

（三）典型医案

宇某某，男，35岁，2013年6月10日初诊。主诉：反复胃脘不适，泛酸，咽喉及胸骨后烧灼感2年，加重2周。近两年来胃脘不适反复发作，伴泛酸，咽喉及胸骨后烧灼感，以饭后为甚，时有打嗝，二便调。舌嫩，边尖红，苔薄白，脉弦细。诉10年前曾有十二指肠球部溃疡病史。

中医诊断：泛酸（肝胃不和，肝胃郁热）。

治法：疏肝和胃，养阴清热。

方药：

川楝子 10g	延胡索 10g	蒲公英 15g	连　翘 12g
白花蛇舌草 15g	郁　金 10g	枳　壳 10g	佛　手 10g
香　橼 10g	紫苏梗 10g	姜半夏 10g	石　斛 10g
浙贝母 10g	丹　参 15g	熟大黄 10g	焦三仙各10g
鸡内金 6g	太子参 20g	生甘草 6g	

14剂，水煎服。

二诊（6月24日）：患者服上方后胃脘已无不适，反酸大减，咽喉及食道烧灼感已明显减轻，夜间睡眠有盗汗，二便正常，舌嫩红，苔薄白，脉弦细，药后得效，治疗以前方加减，方药：

太子参 30g	北沙参 12g	石　斛 10g	玄　参 12g
蒲公英 15g	连　翘 12g	紫苏梗 10g	姜半夏 6g
川楝子 10g	延胡索 10g	三　七 10g	丹　参 15g
白豆蔻 6g	焦三仙各10g	鸡内金 6g	丝瓜络 6g
生甘草 6g			

继予 14 剂，水煎服。

三诊（7月8日）：药后胃脘无不适，无反酸、无咽喉及胸骨后烧灼感，夜间盗汗减少，二便正常，舌嫩红，苔薄白，脉弦细。药后疾病症状消除，继予药物加减巩固疗效。方药：

太子参 30g	北沙参 12g	石　斛 10g	玄　参 12g
蒲公英 15g	连　翘 12g	紫苏梗 10g	姜半夏 6g
茯　苓 12g	炒白术 10g	延胡索 10g	三　七 10g
丹　参 15g	白豆蔻 6g	焦三仙各10g	鸡内金 6g
丝瓜络 6g	生甘草 6g		

服药 14 剂。

1 月后随访，诸证除。

【按语】李老治疗反流性食管炎多从肝、胃论治，以疏肝解郁，降逆和胃为基本治法，处方多用四逆散、金铃子散或柴胡疏肝散等加减化裁治疗。方药多用柴胡、白芍、郁金、枳壳疏肝利胆，调理气血，川楝子、元胡疏肝清热，佛手、香橼药对疏肝和胃化痰，苏梗合半夏，以辛开苦降。善用蒲公英、连翘或有白花蛇舌草以清热解毒消痈。对于病情顽固不愈者，根据五行相克理论，肝木克脾土，因情绪不畅可以影响肝气的疏泄致胃失和降导致疾病的发生，临床中重视从心理上对患者的情志调节以调畅肝气，预防疾病的发生。

大医精诚万世师表

八、泄　泻

（一）病因病机

泄泻是临床常见病，尤以夏秋季高发。泄，为大便稀便溏势缓，时作时止；泻，为大便清稀如水，暴注下迫。涵盖现代医学中急慢性肠炎、胃肠功能紊乱等以腹泻为主要临床表现的疾病，痢疾不包含其中。多为湿浊中阻，脾胃运化功能失常所致，分外感和内伤两类。外感多因外感邪气，或饮食所伤；内伤则多源于情志损伤，脾胃失调或年老脾皆亏虚所致。对于泄泻的治疗，内伤当中脾虚最为关键，泄泻的病位在脾胃肠，大小肠的分清别浊和传导变化功能可以用脾胃的运化和升清降浊功能来概括，脾胃为泄泻之本，脾主运化水湿，脾胃当中又以脾为主，脾病脾虚，健运失职，清气不升，清浊不分，自可成泻，其他诸如寒、热、湿、食等内、外之邪，以及肝肾等脏腑所致的泄泻，都只有在伤脾的基础上，导致脾失健运时才能引起泄泻。同时，在发病和病变过程中外邪与内伤，外湿与内湿之间常相互影响，外湿最易伤脾，脾虚又易生湿，互为因果。本病的基本病机是脾虚湿盛致使脾失健运，大小肠传化失常，升降失调，清浊不分。李老认为脾虚湿盛是导致本病发生的关键因素。

（二）辨治经验

《医宗金鉴·泄泻》提出了著名的治泻九法：淡渗、升提、清凉、疏利、甘缓、酸收、燥脾、温肾、固涩，至今仍具有极强实用价值，李老在临床治疗中均有使用，效果显著。根据泄泻脾虚湿盛、脾失健运的病机特点，治疗应以运脾祛湿为原则。慢性泄泻以脾虚为主，当予运脾补虚，辅以祛湿，并根据不同证候，分别施以益气健脾升提，温肾健脾，抑肝扶脾之法，久泻不止者，尚宜固涩。同时还应注意急性泄泻不可骤用补涩，以免闭留邪气；慢性泄泻不可分利太过，以防耗其津气；清热不可过用苦寒，以免损伤脾阳；补虚不可纯用甘温，以免助湿。若病情处于寒热虚实兼夹或互相转化时，当随证而施治。

注意用药宜"通"宜"化"，"通"是指时刻念念不忘胃肠功能应以通畅下行为正常；"化"，是指脾气运化为正常。"健脾"与"运脾"要灵活运用。"湿"是泄泻的主要原因，尤以久泻为甚，临床治疗久泻应注意以下两个方面。①健脾化湿：脾虚致泻者，健脾；②运脾化湿，以湿困脾腹泻者，运脾。两者灵活运用最为关键。

1. 结合大便性状用药

泄泻一证，以粪质稀溏为主要依据。但在临证中，尚有便稀、便软、便黏滞、便不爽等情况。李老重视问诊患者腹泻时大便的性状，结合患者兼有的相关表现，有针对性的处方用药，同时考虑到"六腑以通为用"之特点，注重调畅胃肠之气机，可有效地缓解患者的痛苦，取得良好的疗效。

（1）便软：多见习惯性腹泻患者，大便次数增多，每日

2~3次，多尚成形软便（无邪气），临证多属脾气虚，兼水湿不运，下走大肠，大肠清浊不分。处方常用广藿香、紫苏梗、清半夏、陈皮、厚朴，辛开苦降，兼化湿醒脾，振奋脾阳，调节肠胃功能。

（2）便稀：大便清稀，甚至如水样（水湿泄），次数较多（新病者）者，可用香连丸（黄连、木香）燥湿驱邪；藿香、苏梗和中，或配伍佩兰芳化湿浊；厚朴、枳壳理气，调和肠胃；脉弦，有木克土者，加川楝子、延胡索；同时加薏苡仁、茯苓、白术健脾除湿，甚者车前子，利小便实大便；或焦三仙、炙内金消食助运和胃。

（3）便不爽：虽腹泻，但有大便不爽感（大便排泄不畅，或有排不尽的感受），多因肺气滞、脾气虚。肺与大肠相表里，肺气不利，影响大肠传导。在通畅腑气的基础上重视宣降肺气，常用杏仁、桑白皮、全瓜蒌或瓜蒌仁宣降肺气，以助大肠之传导。补脾之基本方则为四君子汤。

（4）便黏滞：大便黏滞，粘连马桶难以冲净者，往往兼有排便不爽感，多因大肠湿热壅滞，气机不畅，治疗清化湿热兼以通畅腑气，常用以三仁汤方中薏苡仁、白蔻仁、炒杏仁并用，或以吴鞠通"五加减正气散"之核心用药化裁。

（5）便溏：大便不成形，形似溏泥，一般排便次数可不增多，也可次数稍有增多，反复发作。本证以脾虚者多见。治疗除理气和中、芳化湿浊的基础上，辅以四君子补气健脾，砂仁、白豆蔻加强芳化运脾之力。

2．分型证治

（1）脾虚泄泻

此类病人以老人、小孩居多，亦有长期饮食失宜，久病劳倦所伤者，大体分为三型。

①脾虚湿困：患者素体脾胃虚弱，或因饮食失常，损伤脾胃，脾胃运化功能失常，湿浊内生，而成脾虚湿困之证，导致纳少、脘痞、腹胀、泄泻，大便多干稀不调，稍有饮食不节即腹泻，舌淡胖齿痕，苔白腻，脉缓怠无力。李老以参苓白术散加减治疗。常以四君子汤健脾益气；苦杏仁、白蔻仁、薏苡仁、藿香、佩兰、山药健脾祛湿治泻；焦三仙，鸡内金健脾消食。腹胀甚者，加木香、厚朴、枳壳理气消胀。

②脾不升清：此类病人以年老体弱、久病耗伤，中气不足者居多。中气不足，脾气不升，精微物质不能转输布散，清浊混杂而下，导致腹胀、腹泻。针对病机，李老选用健脾益气升提的方法，即李东垣的补中益气汤加减。方中重用健脾益气的党参、黄芪、白术；少许升麻、柴胡益气升提；藿香、白豆蔻、陈皮、荷叶等既可健脾祛湿止泻，又可芳香醒脾，防补药壅滞；常配焦三仙，鸡内金健脾消食，促进脾胃的运化，饮食物的消化吸收。

③脾肾阳虚：年高体弱，久病耗伤，脾气亏虚日久，损伤脾阳，伤及肾阳，导致脾肾阳虚，泻下不止，五更泄泻，完谷不化，或泻下清稀如水而不臭秽。李老常采用健脾温肾、涩肠止泻的方法，以四君子汤加乌药、淫羊藿、菟丝子健脾温肾；益智仁、山萸肉温暖脾肾、固涩止泻。泻下如水者加入车前子，取"利小便而实大便"之意。纳差，食入不化者，加焦三仙，鸡内金健脾消食，促进饮食物的消化吸收；腹胀甚者，加木香、厚朴、枳壳理气消胀。

（2）食滞泄泻

此类以老人、小儿为多见。小儿气血未充，脏腑娇嫩，脾胃功能虚弱，常因饮食无度，过食肥甘导致饮食停积，损伤脾胃；老年人脾胃已虚，中气不足，饥饱失常，则易食滞中脘。临床见胃脘不适，便秘或泄泻。对于此类泄泻者，当采用健脾消食导滞的方法，切不可止泻，当采用所谓通因通用之法，以通利的方法治疗泄泻。李老常用保和丸加减，更加大黄清热通便，以泻治泻，常药到泻止。

（3）湿盛泄泻

多急性发病，可分为二型。

①湿热困阻：外感湿热之邪，湿郁三焦，阻滞中焦气机，脾胃升降失调，而见腹满腹胀，腹痛泄泻，泻下急迫，势如水注，或泻下黏腻不爽，色黄臭秽。李老常以吴鞠通的一加减正气散合香连丸加减，常用广藿香、佩兰、黄芩、黄连、木香、厚朴、苦杏仁、茯苓、陈皮、姜半夏、大腹皮等，以清利湿热，恢复脾胃升降为主旨。方中各种祛湿方法合用，广藿香、佩兰芳香化浊，黄芩、黄连清热燥湿；茯苓、陈皮、姜半夏理气和中化湿。湿阻气机而腹胀，故以木香、厚朴、苦杏仁、大腹皮理气宽中除胀；气行则水行，故理气亦可除湿，杏仁肃降肺气，启上焦，厚朴通降腹气，通下窍，正合《温热论》"分消上下之势"，合大腹皮利湿清热。

②寒湿侵袭：外感寒湿，或过食生冷，损伤脾胃，中焦气机失调，而致腹痛脑鸣，泻下清稀如水，或兼有恶寒发热，周身酸痛无力。李老常以四加减正气散、藿香正气散加减治疗。寒湿侵袭，损伤中阳的多用四加减正气散，李老常用乌药代替草果，温暖脾肾。外感寒湿，寒湿内盛，兼有表证者多以藿香正气散加减治疗。腹泻甚者多合用香连丸。

（4）木旺乘脾泄泻

七情太过、情绪紧张、压力过大均可影响肝之疏泄，出现肝郁气滞，或肝气上逆，肝火上炎，肝气横逆克犯脾胃，导致脘胁胀满，呃逆嗳气，腹痛泄泻。其腹泻多因情绪引发，腹痛则泻，泻下痛减。李老常用痛泻要方、四逆散、四君子汤合方，疏肝健脾止泻。肝火盛者，酌加川楝子、延胡索；腹痛甚者，以延胡索、炒白芍、甘草柔肝止痛。

（三）典型医案

验案一 肠易激综合征

谢某某，男，14岁，2013年3月2日初诊。主诉：腹泻3月。近3月腹泻，稀水便，便黏，偶有腹痛，近日加重，故于今日来诊，现口臭，纳差，腹泻稀水便，腹痛，舌质红，舌体胖大偏干，苔黄腻，脉弦细。曾就诊于某西医院，诊断为肠易激综合征，服药无效。

中医诊断：泄泻（脾虚湿困）。

治法：健脾祛湿止泻。

方药：

炒白术 10g	茯 苓 12g	广藿香 10g	佩 兰 6g
姜半夏 10g	厚 朴 6g	木 香 6g	陈 皮 10g
紫苏梗 10g	山 药 15g	焦三仙各10g	炙内金 6g
连 翘 10g	炙甘草 6g		

6剂，水煎服。

二诊（3月9日）：腹泻好转，成形便与稀便夹杂，口臭减轻，舌质淡红，苔薄黄，脉细弦。继以前法治疗，上方加炒莱菔子6g，7剂后病情明显好转，加减调治1月，临床痊愈。

【按语】 本案西医诊为"肠道易激综合征"，临床症状主要表现有腹痛、便秘、腹泻或交替性腹泻与便秘；黏液性大便等。本病属中医"腹痛、腹泻、便秘"范畴，病位在肝、脾，可累及肺、肾。病因大致有神志所伤，饮食所伤，六淫之邪。本案例属腹泻型，可能由六淫、饮食所伤而致，脾虚湿阻，肠道功能紊乱。脾胃运化失健，水谷清浊不分，发为泄泻。然脏腑相连，五脏相关，脾胃的运纳还有赖于诸脏的协助配合尚能完成。临床所见，五脏之中导致泄泻的主要因素是脾失健运，而肝失疏泄、肾失温煦也是影响脾运致泄泻的常见原因。因此泄泻的病位主要在脾，与肝肾亦有密切关系。治疗上以健脾为治疗首务，脾健则湿除泻止。针对此例患者李老师选用白术健脾，茯苓健脾渗湿，广藿香、佩兰醒脾祛湿，姜半夏燥湿和胃，木香、陈皮、厚朴、苏梗行气宽中，山药健脾止泻，焦三仙、炙鸡内金化食消积止泻。连翘清热燥湿止泻，炙甘草调和诸药。诸药合用健脾益气，祛湿止泻故取效明显。

验案二　慢性结肠炎

刘某某，女，46岁，2012年7月2日初诊。主诉：反复腹痛、腹泻2年余。患者2年前出现腹痛、腹泻，予以抗菌等药物治疗，疗效不佳，腹痛、腹泻反复发作，曾在当地医院诊断为慢性结肠炎。现大便日数次，稀便，挟有黏液，饭后腹胀腹坠，近二年身体消瘦明显，纳食可，眠佳。舌质暗红，苔黄白腻，脉弦细。

中医诊断：泄泻（脾胃虚弱，肠道湿热）。

治法：醒脾助运，清热化湿。

方药：

广藿香 10g　　佩　兰 6g　　姜半夏 6g　　陈　皮 10g

厚　朴 6g　　枳　壳 10g　　延胡索 10g　　川楝子 6g

蒲公英 15g　　连　翘 12g　　黄　连 6g　　木　香 6g

茯　苓 12g　　生薏苡仁 20g　焦三仙各 10g　白豆蔻 6g

炙甘草 6g

14 剂，水煎服。

二诊（7 月 16 日）：诉服前药 2 周后腹痛明显减轻，大便中无黏液，大便成型，日一次；自诉平素时有胸憋闷，曾在当地医院检查心电图示：ST 段改变、明显 U 波；舌质暗红，苔黄白，脉沉细。服药有效，守前法，在前方基础上加太子参 20g，丹参 15g，继方 14 剂，水煎服。

三诊（7 月 30 日）：诉服药后已无腹痛、腹泻，胃脘部饭后时有轻度不适，纳食可，精神佳，大便日 1~2 次，成型，大便偶有少许黏液，无便血。舌质暗红，苔黄白微腻，脉细，沉取无力。治疗以健脾益气，清热祛湿。方药：

广藿香 10g　　佩　兰 6g　　姜半夏 6g　　郁　金 10g

枳　壳 10g　　厚　朴 6g　　紫苏梗 10g　　蒲公英 15g

连　翘 12g　　黄　连 6g　　木　香 6g　　生薏苡仁 30g

橘　红 10g　　焦三仙各 10g　炒莱菔子 10g　炙鸡内金 6g

延胡索 10g　　熟大黄 10g　　茯　苓 12g　　炒白芍 15g

太子参 20g　　生甘草 6g

予 30 剂，水煎服，调理善后。随诊半年患者腹痛、腹泻未再发作，大便正常。

【按语】李老认为本案例中患者腹痛、腹泻反复发作，

大医精诚万世师表

脾虚是根本，湿热夹杂是致病之标，治疗以健脾醒脾，化湿清热为主，处方多用藿香、佩兰、陈皮、苏梗、厚朴、半夏、枳壳、豆蔻等芳香醒脾，行气化湿之品，伴有腹痛症者，常配伍金铃子散理气止痛，脾胃虚弱者，常以四君子汤益气健脾。对于腹泻的治疗，无论病情的寒热虚实，李老处方中均配伍香连丸（黄连、木香）少量，起到清热燥湿，行气厚肠的作用。胃肠湿热重者，方中常予连翘、蒲公英清热解毒。因脾胃虚弱，脾虚失运者，方中常佐焦三仙、炙鸡内金等消食助运。李老予辛开苦降、芳香化湿、清热燥湿、健脾益气诸法灵活运用，患者脾胃健运，湿热祛除，病获痊愈。另外，对于慢性腹泻病人平时饮食需清淡，慎食生冷寒凉之食物。

岐黄之术自有传承

九、便　秘

（一）病因病机

便秘是指排便时间延长，大便秘结不通，或欲大便而艰涩不畅，严重者需靠药物或灌肠才能排出大便的一种慢性病症。是临床常见病、多发病。临床上便秘患者以年老体弱者及中青年妇女为多见，多与老年人脾胃功能减退或饮食习惯、生活方式以及精神因素等多方面因素有关。汉代养生学家王充曾说："欲得长生，肠中常清"，"欲得不死，肠中无屎"，又《素问·五脏别论》云："六腑者，传化物而不藏。"说明保持大便通畅是维持身体健康的基本条件，保持肠道健康，能养生保健，却病延年。

便秘的病因是多方面的，其中主要的有外感寒热之邪，内伤饮食情志，体虚阴阳气血不足等。本病病位在大肠，但与三焦、脾胃、肺、肝肾密切相关。肺属上焦，主气及宣发肃降，与大肠相表里，肺失宣降，或肺之燥热下移大肠，则大肠传导功能失常，而成便秘。脾胃属中焦，脾虚传送无力，糟粕内停，致大肠传导功能失常，而成便秘；胃与肠相连且同属阳明，胃热炽盛，下传大肠，燔灼津液，大肠热盛，燥屎内结，可成便秘。肝肾属下焦，肝主疏泄气机，若肝气郁滞，则气滞不行，腑气不能畅通；肾主五液而司二便，若肾阴不足，则肠道失润，若肾阳不足则大肠失于温煦

大医精诚 万世师表

而传送无力，大便不通，均可导致便秘。故李世增教授认为便秘产生的根本原因在五脏，以脾胃为主；标为大便不通，需辨寒、热、湿、食、滞等，治疗应标本兼顾，辨证结合便质，重视分辨三焦论治。

（二）辨治经验

1. 结合大便性状用药

李老在治病过程中重视问诊患者便秘时大便的不同性状，结合患者整体的相关表现，五脏论治，同时考虑到"六腑以通为用"之特点，注重调畅胃肠之气机，不仅有效的缓解患者的痛苦，而且对疾病的治疗也有良好的疗效。

（1）便干而排便困难，甚者大便形如羊屎：因肠道阴液不足，运化能力减弱，治疗当以增液为主。给予厚朴，配枳实（壳）舒畅气机；瓜蒌（仁）滋养阴液，润肠通便，甚者加熟大黄健运脾胃，通润肠道；并玄参、生地、麦冬等滋养阴液，增水行舟。

（2）便质尚可，或偏干，但数日一行或排便时间延长：脾胃运化失调。给予藿香（梗）、苏梗调理中焦；厚朴、枳壳舒畅气运。若患者为欲便不得出或排便后仍有便意（排便不爽），属于气机郁滞证或者湿热内蕴者，前者多见肝火犯胃，处以川楝子合延胡索，肝气郁滞者郁金合枳壳；若粪便不干结，也有便意，但如厕排便困难，需要用力才能够排出，便后身体乏力，多见脾气虚，辅以生黄芪、生白术等。

（3）大便细长：多属脾气虚，脾胃运化不足（排除西医梗阻或占位性病变）。脾虚者，治疗健运脾胃兼补脾气。如藿香（梗）、苏梗调理中焦；厚朴、枳壳舒畅气运；辅以黄芪、白术之品。

（4）大便粗大长而干者：多为胃肠蕴热（包括食积者），因大肠实热，消烁水分，肠液干枯，肠道失润，又会出现大便秘结不通之症。可用麻子仁、大黄之类。

（5）分辨三焦用药：根据病位在上中下三焦的不同，酌情选用开上、畅中、通下之法。在上焦者需开宣肺气，常用苦杏仁、瓜蒌、桑白皮、黄芩等；中焦加郁金、枳实（或枳壳），若因湿热壅滞，以清化行滞为主；下焦加熟大黄、大腹皮。

李师认为形成慢性便秘的病因病机复杂多变，或年老体虚，津液不足，肠道失润，或脾失健运，传化失司等。病机不同，治法各异，根据致病原因不同，老师将便秘分为虚、实、冷不同类型。根据胃肠属腑，泻而不藏，以通为用的特点，老师创立了治疗便秘的基本法则为：以通为目的，分别予以益气养血、清热行气、温阳通便诸法治疗便秘。

2. 分型证治

（1）虚秘：患者多有气虚、血虚或者气血两虚，多见于老人或体质虚弱人群，气血两亏，气虚大肠传送无力；血虚则津枯不能滋润大肠。临床症见患者虽有便意，但临厕难出，大便不干，易疲乏气短，面色无华，舌淡嫩，苔薄白，脉沉细无力。治疗以益气养血通便，处方以四君子汤合当归补血汤、增液汤化裁，药用生黄芪、党参、生白术、陈皮、当归、生地黄、玄参、熟地黄、火麻仁、郁李仁、桃仁、杏仁等。

（2）实秘：多因胃肠积热所致，进食辛辣，饮食无节，致胃肠积滞化热伤津，大便失润而燥结，或情志不畅，肝脾气机郁滞，致大便传导失常。临床表现为大便秘结，欲便不得，或兼有腹胀腹痛、口干口臭，舌红苔黄或黄腻，脉弦滑。治疗以清热行气通便，处方以麻子仁丸合保和丸化裁，药用茯苓、生白术、陈皮、白芍、枳壳、厚朴、全瓜蒌、苦杏仁、火麻仁、大黄、连翘、莱菔子、焦神曲等，热重者可加焦栀子、黄芩以清热泻火。李老方中少用重剂攻伐通下之品。

（3）冷秘：阳虚体弱之人或年高体衰者，阴寒内生，留于肠胃，致阴寒固结，阳气不通，津液不行，从而引起便秘。症见大便艰涩，排出困难，便干而软，量少，喜热怕冷，腰脊酸冷，四肢不温，舌淡苔白，脉沉迟。治疗以温肾暖脾，温阳通便，处方以济川煎加减化裁，药用生黄芪、当归、肉苁蓉、牛膝、肉桂、枳壳、厚朴、全瓜蒌、火麻仁、甘草等。

（三）典型医案

验案一

刘某某，女，94 岁，2012 年 2 月 2 日初诊。主诉：大便不畅 1 年。症见身体消瘦，纳食不馨，纳食少，时有便意，大便排出不畅，有时大便干稀不调。舌暗红，舌中有裂纹，舌质干舌苔薄白，脉弦细。

中医诊断：便秘（气阴两虚，脾胃虚弱）。

治法：益气养阴，健脾助运。

方药：四君子汤加味。

| 太子参 15g | 生黄芪 12g | 北沙参 12g | 茯 苓 10g |
| 炒白术 10g | 百 合 10g | 广藿香 10g | 陈 皮 6g |

紫苏梗 6g　　焦三仙各6g　　炙内金 6g　　白豆蔻 6g

炙甘草 6g

予 14 剂，水煎口服，日 2 次。

二诊（2 月 16 日）：诉服前方 12 剂，现大便日 1~2 次，排便畅，形质均正常；晨起左下腹隐痛，排便后消失。纳食少，时感口干。舌淡红，苔黄略厚，脉弦细。药后症减，说明治疗得法，守前方加石斛 6g，继服。

三诊（3 月 15 日）：诉服前方一月，无腹痛，现大便畅，日一次，成形软便。口偏干，纳食较少。舌淡红，苔薄白，脉弦细。治疗以益气养阴，健脾助运。处方以前方加减。方药：

太子参 15g　　生黄芪 12g　　北沙参 12g　　茯　苓 10g

炒白术 10g　　百　合 10g　　广藿香 6g　　陈　皮 6g

紫苏梗 6g　　焦三仙各6g　　炙内金 6g　　白豆蔻 6g

石　斛 6g　　天　冬 6g　　麦　冬 6g　　当　归 6g

炙甘草 6g

14 剂，水煎服，巩固疗效。

【按语】病案中患者年事已高，因大便不畅就诊。李老认为患者因脾胃虚弱，肠腑运化功能减弱，津亏不能润肠所致。故治疗以益气养阴，健脾助运为法，李师治疗便秘很少用俊下攻逐之品，认为慢性便秘以虚证为多。如此例病案中未用一味通便攻下之药，而大便自通。李师强调对于便秘的治疗，不能机械地用通下之法，应根据病因病机及临床证候，采用不同的治法。正如《医学启源.六气方治》："脏腑之秘，不可一概论治，有虚秘，有实秘，有风秘，有气秘，有冷秘，有热秘，有老年津液干结，妇人分产亡血，及发汗利小便，病后气血未复，皆能作秘。"

验案二

徐某某，女，50岁，2011年9月24日初诊。主诉：大便2~3日一行数年。习惯性便秘，2~3日一行，便干，甚则如球。去年11月因急性肠梗阻、肠粘连，入院治疗治愈，愈后至今常感胃脘胀痛不舒，素性急易怒。舌黯红，边红，有瘀点，苔薄，脉弦细，沉取无力。

诊断：便秘（肝胃不和，气滞血瘀）。

治法：疏肝和胃，调气和血，润肠通便。

方药：

桑白皮 10g	郁 金 10g	枳 壳 10g	丹 参 15g
杏 仁 10g	熟大黄 10g	厚 朴 6g	大腹皮 10g
玄 参 12g	当 归 10g	肉苁蓉 12g	柏子仁 12g
紫苏梗 10g	连 翘 12g	白蔻仁 6g	三 七 10g
生甘草 6g			

日1剂，水煎服。

随访：前药服用1月后，大便基本一日一行，便畅，偶干。

【按语】此案习惯性便秘患者，素体阴亏血少，血虚则大肠不荣，阴亏则大肠干涩，肠道失润，大便干结，便下困难，而成习惯性便秘，反之影响胃肠的收纳和降，故气机阻滞，日久血郁。玄参、当归、肉苁蓉滋阴养血助阳，润肠通便；柏子仁养肝血润肠通便；杏仁、桑白皮清泻肺气，润肠通便，配以熟大黄通便解毒，厚朴、大腹皮理气通胀，加强排便力度，标本兼治。患者之胃脘胀痛，因肝郁化热，木克土，同时气滞日久兼瘀血。郁金、丹参、三七活血化瘀；郁金、枳壳气血两行，行气活血，疏肝和胃；厚朴、大腹皮行胃肠气滞，除胀满；苏梗擅入中焦，和中，白蔻仁芳香醒脾化湿；连翘清热。

大医精诚万世师表

十、胆　胀

胆胀是指胆腑气郁，胆失通降所引起的以右胁胀痛为主要临床表现的一种疾病。临床表现与西医学所称的慢性胆囊炎、慢性胆管炎、胆石症等相似，以右胁胀痛、反复发作为主症，结合现代医学肝胆 B 超检查，可以明确诊断。多发生于 40 岁至 65 岁之女性。当今胆胀的发病率呈上升趋势，其原因可能与人们饮食结构的变化有关。中医药治疗本病效果较好，远期疗效尤其是减少复发的疗效更为显著。

（一）病因病机及诊疗思路

胆腑内藏精汁（胆汁），与肝脏互为表里，在肝胆疏泄作用下，胆道通降功能正常，则胆汁正常经胆道排入肠中，助脾胃腐熟、消化水谷。若因饮食偏嗜、忧思暴怒、外感湿热、虚损劳倦、胆石、瘀血等原因导致胆腑气机郁滞，或郁而化火，则胆汁通降受阻即可发生胆胀。故本病病位在胆腑，与肝之疏泄功能最为密切。而若本病日久不愈，反复发作，则易伤正，木郁克土，损伤脾胃，则成虚实夹杂之证。李世增教授认为胆胀的辨证以虚实气血为主，肝胆疏泄不及为发病的基本原因。

本病辨证首辨虚实。一般起病急、病程短，或病程虽长而急性发作者多以实证为主，胀痛症状较为严重；而起病缓、病程长，病情较缓者多为虚实夹杂。本病的基本病机为肝失疏泄，胆腑气郁，胆失通降，而气滞、湿热、胆石、瘀血等最易致胆腑气郁，胆失通降。故治疗原则为疏肝利胆，和降通腑。临床当据虚实而施治，根据兼证，适当合用清热、利湿、理气、化瘀、排石等法，虚者则宜补中疏通、扶正祛邪并用。

柴胡疏肝散属临床治疗胆胀习用的效方，李老治疗本病以柴胡疏肝散为基础方，或与参苏饮、金铃子散合而组方，以增强疏肝利胆、理气通降止痛之功。常用理气药有青陈皮、香附、川楝子、绿萼梅、佛手、香橼等；活血药有三七、丹参、郁金、延胡索、丝瓜络等；清热药有蒲公英、连翘、金银花、菊花、栀子、黄芩、黄连、黄柏等；利湿药有茯苓、猪苓、茵陈、车前子、萹蓄、瞿麦等；排石药有郁金、金钱草等。治疗胆胀，注意顾护脾胃，见中虚者常用太子参、茯苓、生黄芪、山药等健脾益气，并常配伍半夏、陈皮、苏梗等调畅中焦气机。

（二）典型医案

验案一 胆囊摘除术后

刘某某，男，47岁，2013年3月18日初诊。主诉：胸憋闷伴肩背痛、胁痛1月余。患者近1月时有胸憋，胸闷伴肩背痛，2008年曾行胆囊摘除术，术后纳食差，时有双胁肋痛、脘腹胀满、呃逆，自诉平素怕冷，大便日1~2次，软便。心电图：无异常；B超：肝、胆、脾、胰、肾无异常。

中医诊断：胆胀（肝胃不和，脾虚失运）。

治法：疏肝清热，健脾和胃。

方药：四逆散、金铃子散加减。

醋柴胡 10g	白　芍 10g	郁　金 10g	枳　壳 10g
蒲公英 15g	连　翘 12g	夏枯草 10g	芦　根 10g
白茅根 20g	川楝子 10g	延胡索 10g	紫苏梗 10g
厚　朴 6g	丹　参 15g	三　七 10g	陈　皮 6g
生甘草 6g

7 剂，水煎服。

二诊（4 月 1 日）：诉胸闷、呃逆明显减轻；纳食后腹胀不适，胸胁脘胀痛。治以舒肝和胃，理气宽胸。方药：

姜半夏 10g	厚　朴 10g	茯　苓 12g	枳　壳 10g
郁　金 10g	香　附 10g	当　归 10g	川楝子 10g
延胡索 10g	乌　药 10g	蒲公英 12g	连　翘 12g
大腹皮 10g	木　香 6g	全瓜蒌 30g	薤　白 10g
路路通 10g	白豆蔻 6g	陈　皮 10g	炙甘草 6g

7 剂，水煎服。

三诊（4 月 8 日）：诉近一周胸闷、胃脘胀痛无发作，打嗝排气增多，仍有胁痛。治以舒肝和胃、健脾益气。方药：

川楝子 10g	延胡索 10g	北沙参 12g	太子参 15g
茯　苓 12g	山　药 30g	姜半夏 10g	厚　朴 6g
木　香 6g	郁　金 10g	枳　壳 10g	全瓜蒌 30g
白豆蔻 6g	蒲公英 12g	连　翘 12g	乌　药 10g
路路通 10g	陈　皮 10g	炙甘草 6g

12 剂，水煎服。

四诊（4 月 22 日）：诉胸闷、肩背痛、脘腹胀满、胁痛除，纳食可，打嗝少。前方加减，巩固疗效。方药：

生黄芪 15g　　北沙参 12g　　太子参 15g　　茯　苓 12g

山　药 30g　　姜半夏 10g　　厚　朴 6g　　　木　香 6g

郁　金 10g　　枳　壳 10g　　川楝子 10g　　延胡索 10g

全瓜蒌 30g　　白豆蔻 6g　　蒲公英 12g　　连　翘 12g

乌　药 10g　　路路通 10g　　陈　皮 10g　　炙甘草 6g

12 剂，水煎服。

【按语】 本例患者为中年男性，5 年前曾行胆囊摘除术，后时有脘腹胀满，双胁肋痛，近 1 月出现胸憋，胸痛伴肩背痛而就诊，因心电图、B 超均已排除异常，分析患者因肝胆气机不利，肝木克脾土，脾虚失运，胃气上逆，气机瘀滞，故出现打嗝，胸背痛，纳差诸症；因脾气虚，气血生化不足，阳气不达四末，固表不足，故平素恶寒怕冷，本证属于虚实夹杂之证，治疗以疏肝清热、健脾和胃为法。方中用四逆散、金铃子散疏肝清热；蒲公英、连翘、夏枯草、芦根、白茅根清热散结生津；紫苏梗、厚朴、陈皮理气和胃；丹参、三七活血化瘀；生甘草解毒兼调和诸药。二诊患者打嗝减轻，仍有胸闷，胸胁脘胀痛不适，处方以半夏、厚朴、茯苓、陈皮健脾和胃，行气除满；郁金、枳壳、川楝子、延胡索疏肝清热，调肝胆气机；蒲公英、连翘清热散结；乌药、大腹皮、木香理气清胀；全瓜蒌、薤白宽胸散结，当归、路路通养血通络；白豆蔻醒脾化湿；炙甘草调和诸药。三诊患者进一步改善，李老在前方基础上增强健脾益气之力，方中用太子参、北沙参、茯苓、山药健脾益气；川楝子、延胡索、郁金、枳壳疏肝胆之气；姜半夏、厚朴、陈皮、白豆蔻和胃醒脾；蒲公英、连翘清热散结，瓜蒌开胸化痰；木香、乌药、路路通理气通络；炙甘草调和诸药，全方达到舒肝和胃，健脾益气之功。四诊患者胸闷、脘腹胀满均消除，纳食改善，李老守前法，在三诊基础上加生黄芪15g增强益气之力。纵观全治病过程，患者病情较复杂，李老治病用方灵活多变，但法总不离舒肝和胃、健脾益气，最终取得较好的临床效果。

验案二　胆结石，消化不良

汪某某，女，58岁，2013年11月4日初诊。主诉：右胁肋痛，胃脘不舒2月余。右胁时有胀痛，胃脘不舒，饭后腹胀；平时易疲倦，腰酸痛，小腹时坠痛，时有尿涩，尿痛；晨起则欲便，大便不成形。舌嫩，暗红，脉弦细。有胆结石、高脂血症病史。

中医诊断：胆胀（胆气不利，肝胃不和，脾肾不足）。

治法：舒肝和胃，温肾健脾，利胆清化。

方药：

淫羊藿 10g	肉苁蓉 10g	菟丝子 10g	炒白术 10g
茯　苓 12g	山　药 20g	桑寄生 10g	续　断 10g
木　香 6g	厚　朴 6g	炒白芍 10g	防　风 10g
郁　金 10g	枳　壳 10g	佛　手 10g	香　橼 10g
广藿香 10g	白豆蔻 6g	苏　梗 10g	焦三仙各 10g
炙内金 6g	连　翘 10g	丹　参 15g	大　枣 6g
生甘草 6g			

7剂，水煎服。

二诊（11月11日）：右肋胀痛减轻，腹胀减轻，饮食恶凉，小腹时痛，喜揉按，腰酸腰痛，时尿痛；大便日1~2次，软便，疲乏改善。守前方，加三七 10g。7剂，水煎服。

三诊（12月16日）：药后胁肋及腹胀满基本除，疲乏明显改善，偶咽干，时有小便痛，甚则小腹拘急，大便日1次，软便。继续治以利胆清化，温肾健脾。方药：

桑寄生 10g	续　断 10g	山　药 20g	茯　苓 12g
白　术 10g	炒白芍 10g	防　风 10g	丹　参 15g
菟丝子 10g	肉苁蓉 10g	郁　金 10g	枳　壳 10g
广藿香 10g	紫苏梗 10g	白蔻仁 6g	焦三仙各10g
炙内金 6g	大　枣 6g	三　七 10g	生甘草 6g

7剂，水煎服。

随诊：患者家属2周后因病就诊，诉其病已愈。

【按语】患者素有胆结石、高脂血症病史，因右肋胀痛，胃脘不舒伴饭后腹胀，疲乏而就诊。因肝居胃下，其经脉布于两肋，胆附于肝，其脉亦循于胁，故胁痛之病，主要责于肝胆，又患者通过现代医学检查亦确诊有胆结石疾患，说明该病的病变主要在肝胆，其病因病机，除气滞血瘀，直伤肝胆外，同时和脾胃、肾有关，为虚实夹杂之证。李老治疗以舒肝和胃、温肾健脾、利胆清化为法，方中淫羊藿、肉苁蓉、菟丝子、山药、茯苓、白术、桑寄生、续断温肾健脾；木香、厚朴、白芍、防风、佛手、香橼、郁金、枳壳疏肝利胆；广藿香、白豆蔻、紫苏梗、焦三仙、炙内金、连翘醒脾和胃助运；丹参活血化瘀；大枣养血益气，甘草调和诸药。患者服药后诸证改善，胁痛腹胀明显缓解，大便改善，说明药证相符，故二诊李老在前方基础上加三七增强活血化瘀之力。三诊患者临床胁痛及脘腹胀满症状基本清除，精神改善，患者病情好转，李老药随证减，处方在二诊基础上去掉淫羊藿、木香、厚朴、佛手、香橼、连翘，余药继前，继服药一周后患者病愈。李老用药，组方灵活，方从法出，法随证（病机）定，一人多方灵活加减化裁，往往收效甚佳。

十一、眩　晕

（一）病因病机及诊疗思路

眩晕是由于情志、饮食内伤、体虚久病、失血劳倦及外伤、手术等病因，引起风、火、痰、瘀上扰清空或精亏血少，清窍失养为基本病机，以头晕、眼花为主要临床表现的一类病证。本病病位在清窍，病性以虚者居多，故张景岳谓"虚者居其八九"，如肝肾阴虚、肝风内动，气血亏虚、清窍失养，肾精亏虚、脑髓失充。亦可见实证，多由痰浊阻遏，升降失常，痰火气逆，上犯清窍，瘀血停着，痹阻清窍而成。故与肝、脾、肾三脏关系密切。

眩晕的发病过程中，各种病因病机，可以相互影响，相互转化，形成虚实夹杂；或阴损及阳，阴阳两虚。肝风、痰火上扰清窍，进一步发展可上蒙清窍，阻滞经络，而形成中风；或突发气机逆乱，清窍暂闭或失养，而引起晕厥。李世增教授认为眩晕主要因五脏气血亏虚，阴阳失调，气血瘀滞，痰、气、火上逆等而致，病性以虚者居多，但往往虚中挟实，虚实并见，病情复杂。故治疗多补虚泻实并用，调整脏腑，平衡阴阳，在临床中取得了比较显著的治疗效果。

（二）现代数据挖掘

1. 单味药分析

频次分析方法临床用于统计得到名老中医处方中使用频率最高的药物，以直观的展示用药者的用药特色。频数分析结果显示，李世增教授治疗中医眩晕病证的常用药物包括甘草（包括生甘草和炙甘草）、丹参、丝瓜络、白菊、天麻、陈皮、连翘、麦冬、太子参、白芍、枳壳、钩藤、郁金、五味子、蒺藜、藿香、延胡索、三七等，这些药物分别具有益气养阴、理气化痰、活血通络、平肝阳、清肝火等功效，与李老治疗眩晕之"补、通、平、清"之四大法吻合。其中天麻、钩藤、蒺藜及白芍主归肝经，均具有平抑肝阳之功效，此外尚能疏肝、养肝。《黄帝内经》曰"诸风掉眩，皆属于肝"，提示眩晕的发病与肝经关系密切，李世增教授治疗眩晕病证，入肝经之中药每每为必用之品。天麻有"定风草"之称，为止眩晕之良药，诸多眩晕证型均可用之，现代研究表明，其所含的天麻素及天麻多糖等成分具有良好的抗眩晕作用。天麻与钩藤的配伍是治疗肝阳上亢之眩晕证的基本方——天麻钩藤饮的君药，李老治疗肝阳上亢之眩晕亦以二药配伍为君加减化裁组方。白芍养肝血，柔肝阴，是治血虚眩晕之常用药，和天麻配伍兼顾肝脏之标本，眩晕或虚、或实，虚实夹杂者用之宜。白芍和白菊的配伍是李老治疗血虚眩晕的常用药对，在具有滋养肝之阴血的同时，预防阴血亏虚引起的肝生内热。

进一步采用软件中的中药性味归经分析功能，分析163首处方中所用药物的四气、五味及归经等信息，结果显示平性药占 30.26%，温性药占 28.08%，凉性（微寒）药占 26.88%，寒性药物占 14.78%，提示其所用药物药性平和。药味统计以甘、苦为主，其中甘味占 38.288%，苦味 35.30%，此外辛味为 15.58%，酸味为 7.39%，其他药味则不足 3%。甘味提示所用药物具有甘补、甘缓之用，与《内经》"上虚则眩"的理论基础相符合；苦味提示所用药物具有苦泄清热，苦燥除湿化痰之效，配伍甘补，与朱丹溪所曰"头眩，痰挟气虚并火……"之理论相一致。归经统计以归肝、肺、脾胃、心、肾经为主，其中归肝经占 20.14%，肺经 15.26%，胃经 15.06%，脾经 14.058%，肾经 14.30%，心经 11.67%，符合李老对眩晕的五脏辨证的思路。李世增教授认为，眩晕的病位虽在清窍，但其本在于五脏，因五脏气血亏虚，阴阳失调，气血瘀滞，痰、气、火上逆而致。病性以虚者居多，但往往虚中挟实，虚实并见，病情复杂。治疗多补虚泻实并用，调整脏腑，平衡阴阳。

2. 核心药物组合分析

进一步运用数据挖掘方法中的复杂系统的熵聚类方法，进行以药物之间关联为核心的隐性经验分析，得到李老治疗眩晕的 10 个核心药物组合，进一步聚类后得到 10 个新处方。

方 1：党参，五味子，丹参，白茅根，芦根。

方 2：党参，麦冬，五味子，丹参，丹皮。

方 3：瓜蒌，薤白，三七，半夏。

方 4：柴胡，枳壳，郁金，桑叶。

方 5：枳壳，郁金，菊花，丹皮。

方 6：茯苓，白术，熟大黄，泽泻。

方7：黄芩，栀子，菊花，白芍，车前子。

方8：浙贝母，枇杷叶，桔梗，苦杏仁，茯苓。

方9：天麻，蒺藜，白芍，夏枯草。

方10：菟丝子，淫羊藿，山药，山茱萸，石斛。

新处方强调隐性经验的分析，结合频次分析为核心的显性经验分析及李老对眩晕的认识，可得出以下结论。

（1）方1、2：以党参为君药，党参甘温善益气养血，臣以五味子或麦冬酸甘化阴，仿生脉散组方，健脾养心、气阴双补，并助肺气以利于"肺朝百脉"之功。佐以丹参或丹皮辛行入心肝血分，善活血化瘀，兼苦而微寒，清泄凉血；方1佐以芦茅根并用，甘寒清气血分热邪。诸药合用，以补气养血滋阴为主，兼顾久病入络，化瘀生热之弊。

（2）方3、6、8：重在化痰除湿：眩晕实证一端，多由痰浊阻遏，升降失常，痰火气逆，上犯清窍，或瘀血停着，痹阻清窍而成。方3是仲景瓜蒌薤白半夏汤加三七，痰瘀并治，并善宣通胸阳，临证所治疗之眩晕多伴有胸痹病史，痰瘀阻滞胸阳而兼有胸闷胸痛之见症；方6临证常用治疗属风痰眩晕者，为《金匮要略》之泽泻汤（泽泻、白术）加味，辅茯苓健脾杜绝生痰之源，兼利水渗湿，导湿浊从小便而出；熟大黄清热燥湿，导湿浊从大便而出。方8临证当用于痰浊上蒙所致眩晕，但此方所用患者多兼有痰浊阻肺之证，平素痰多、或咳或喘，以化痰止咳平喘药为主组方，配伍茯苓健脾利湿，杜绝生痰之源。

（3）方4、5、7、9：以治肝为主，《内经》曰"诸风掉眩，皆属于肝"，因素体阳盛，加之恼怒过度，肝阳上亢，阳升风动，发为眩晕；或因长期忧郁恼怒，气郁化火，使肝阴暗耗，肝阳上亢，阳升风动，上扰清空，发为眩晕。其中方4、5以疏肝理气活血为主，兼以清肝，柴胡疏肝解郁，郁金合枳壳理气调血，桑叶或菊花皆能清肝、平肝，丹皮凉血活血。方7重在清肝，以栀子、黄芩清泻肝胆，菊花清肝平肝，车前子清肝并利湿热下行，白芍养肝阴。方9重在平肝阳，天麻、蒺藜平肝之力卓，为止眩晕之效药；夏枯草善清肝热，兼以平肝；白芍养肝阴、平肝阳，标本兼顾。

（4）方10：以补虚，调整阴阳为主：淫羊藿、菟丝子补肾阳，山茱萸、石斛养肝肾之阴；山药健脾补肾，气阴双补，补先天以助后天。眩晕若因年老肾亏，或久病伤肾，或房劳过度，导致肾精亏虚，不能生髓，髓海不足而致者，往往阴阳俱亏，临床根据肾阴、肾阳亏虚的程度及阴阳之间的关系，确定合适的用量，采用阴阳双补之方进行治疗。

（三）典型医案

验案一 真性眩晕

李某某，女，48岁，2013年9月9日初诊。主诉：头晕2年。2年前因家人生病惊吓过度，时觉头晕头空痛，小腹下坠感，手抖，小腹及四肢冷，未予治疗，病情逐渐加重，现头晕头痛，小腹及下肢发凉，心烦，大便3~4日一行，便软。乳腺增生、子宫肌瘤病史。面色少华。舌质暗红，苔薄白，脉细弦。

中医诊断：眩晕（心气不足，肝阳上亢）。

治法：补益心气，平肝潜阳。

方药：

太子参30g　　麦　冬10g　　五味子6g　　丹　参15g

郁　金10g　　枳　壳10g　　香　附10g　　姜半夏10g

佛　手10g　　香　橼10g　　延胡索10g　　醋柴胡10g

杭白菊10g　　杭白芍10g　　瓜　蒌20g　　厚　朴6g

熟大黄10g　　丝瓜络10g　　焦三仙各10g　　炙内金6g

生甘草6g

7剂，水煎服。另：西洋参30g，麦冬30g，贡菊30g，玫瑰花20g，生甘草30g。1剂，分15次代茶饮。

二诊（9月16日）：头晕头痛好转，小腹不适减轻，手抖好转，舌质暗红，苔薄白，脉细弦。方药：

醋柴胡10g　　白　芍10g　　郁　金10g　　枳　壳10g

菊　花10g　　连　翘10g　　佛　手10g　　香　橼10g

姜半夏6g　　茯　苓12g　　苏　梗10g　　阿胶珠10g

天　麻10g　　延胡索10g　　白豆蔻6g　　丝瓜络6g

焦三仙各10g　　鸡内金6g　　炙甘草6g　　首乌藤20g

7剂，水煎服。

三诊（9月28日）：头晕偶发，近日偶有心悸，胸闷，小腹不适已无，大便1~2日1行，舌质嫩红，边有齿痕，苔薄白，脉弦细。继以前法治疗。方药：

党　参10g　　麦　冬10g　　五味子6g　　丹　参15g

瓜　蒌30g　　薤　白10g　　姜半夏10g　　杭白菊12g

杭白芍12g　　天　麻10g　　钩　藤12g　　夜交藤20g

佛　手10g　　夏枯草10g　　连　翘10g　　丝瓜络6g

熟大黄10g　　生甘草6g　　焦三仙各10g　　羚羊粉0.3g$^{(冲)}$

14剂，水煎服。

随访：经治疗一月余，病情明显好转。

【按语】患者病程日久，因惊吓而发，故在治疗上李老采用益心气、舒肝气、调胃气、清肝热等方法，用生脉饮加减治疗。且太子参为清补之品，补而不燥，滋而不腻，既能补气，又能填阴，《陕西中草药》谓"太子参补气益血，健脾生津。治病后体虚，肺虚咳嗽，脾虚腹泻，小儿虚汗，心悸，口干，不思饮食。"丹参活血，清心除烦，《滇南本草》谓"丹参能补心定志，安神宁心。治健忘怔忡，惊悸不寐"。郁金、枳壳行气宽胸，杭白菊、杭白芍可柔肝清热，平肝熄风，瓜蒌、厚朴行气化痰宽胸，熟军活血通便，《汤液本草》"大黄，阴中之阴药，泄满，推陈致新，去陈垢而安五脏，谓如戡定祸乱以致太平无异，所以有将军之名。"丝瓜络祛风通络活血，《本草再新》："通经络，和血脉，化痰顺气。"佛手、香橼可疏肝理气，和胃化痰，《本草纲目》载："佛手煮酒饮，治痰气咳嗽，煎汤，治心下气痛。"在汤药治疗的同时配以药茶方，养心气，平肝气，畅中气，清肝热于一方，故取效明显。

验案二　高血压

朱某某，女，68 岁，2013 年 10 月 11 日初诊。主诉：头晕 10 余天。近日时觉头晕，偶有心悸、气短，腰背酸痛，口干，小便色黄，大便干。面色无华，眼圈发黑。舌边尖红，苔薄黄，脉细弦。有高血压病史 10 余年，查 BP：150/90mmHg。

中医诊断：眩晕（心气不足，肝阳上亢）。

治法：益气养心，平肝潜阳。

方药：

桑白皮 10g　　黄　芩 10g　　苦杏仁 10g　　炒苏子 6g

天　麻 10g　　姜半夏 6g　　玄　参 12g　　瓜　蒌 30g

薤　白 10g　　白菊花 10g　　连　翘 10g　　生地黄 15g

北沙参 15g　　太子参 20g　　麦　冬 10g　　五味子 6g

丹　参 15g　　丝瓜络 6g　　生甘草 6g

7剂，水煎服。

二诊（10月18日）：头晕气短减轻，晨起明显，下午减轻，仍有腰背酸痛而已，舌质红，苔薄黄，脉细弦。查BP：150/100mmHg。继续前方加减治疗。方药：

桑白皮 10g　　黄　芩 10g　　夏枯草 10g　　杭白菊 10g

天　麻 10g　　钩　藤 10g　　白蒺藜 15g　　玄　参 12g

芦　根 10g　　白茅根 30g　　地　龙 10g　　车前子 10g

丝瓜络 6g　　姜半夏 6g　　全瓜蒌 30g　　丹　参 15g

百　合 12g　　浙贝母 10g　　橘　红 10g　　生甘草 6g

7剂，水煎服。

三诊（10月25日）：头晕明显减轻，偶有心悸，口干，大便。舌红苔薄白，脉弦细。继以前法加减治疗。方药：

太子参 20g　　麦　冬 10g　　五味子 6g　　丹　参 15g

天　麻 10g　　合欢皮 15g　　首乌藤 15g　　橘　红 10g

三　七 10g　　桑白皮 10g　　黄　芩 10g　　苦杏仁 10g

炒苏子 6g　　瓜　蒌 20g　　姜半夏 10g　　浙贝母 10g

丝瓜络 6g　　玄　参 10g　　生甘草 6g　　百　合 12g

7剂，水煎服。

经服上方加减调治，诸证基本消除。

【按语】此患者年事已高老妇人，高血压病史，时心悸胸闷，乃为心气不足，胸阳不振；阴虚阳无，则为头晕。脏腑气衰，阴气不足。肝血不足则肝阳上升，郁而化热，易生内风；脏腑气衰，气血运行不利，痰湿内生；"头为诸阳之会"，"风火皆属于阳，阳主乎动，两动相搏，则为之旋转"，风火痰浊内扰而发为眩晕。而心气受损，心气不足，无以保持心脏的正常活动，心失所养而发心悸气短。故李老在治疗上以生脉散益气养阴，瓜蒌薤白行气宽胸；桑白皮、黄芩、苦杏仁、紫苏子清肺泻火化痰；天麻平肝息风，菊花平抑肝阳、清肝之热；生地黄、玄参、沙参滋阴益气；丹参活血祛瘀，丝瓜络活血祛风；生甘草调和诸药。诸药合用，益气养心，平肝潜阳，故效佳。

十二、头　痛

（一）病因病机

头痛首载于《黄帝内经》，在《素问·风论》中称为
"首风""脑风"，并指出外感与内伤是导致头痛发生的主要
原因。《伤寒论》中论及太阳、阳明、少阳、厥阴病均有头
痛的见证，此因三阳经脉俱上会于头，厥阴经脉亦会于巅，
故邪客诸经，循经上逆，发为头痛。《东垣十书》中将头痛
分为外感头痛和内伤头痛，根据症状和病机的不同而有伤寒
头痛、湿热头痛、真头痛、气虚头痛、血虚头痛、气血俱虚
头痛、厥逆头痛等。《丹溪心法》中补充了痰厥头痛和气滞
头痛，并提出头痛不愈可加引经药。清代医学家王清任提倡
瘀血之说，用血府逐瘀汤治疗头痛。李世增教授辨证论治头
痛颇有心得，取得了良好的治疗效果。

李老认为头痛的病因有内外之分。内因包括情志失调、
先天不足、房事不节、饮食劳倦、体虚久病；外因是感受风
寒湿热之邪，以风邪为主要病因，或有头部外伤，跌扑闪
挫。外感头痛在表，内伤头痛在肝脾肾。外感多因感受风寒
湿热邪气，以风邪所致者最多，"风为百病之长"，"巅高之
上，唯风可到"。内伤头痛则无外虚实两类：虚，气虚、血
亏、精衰；实，气滞、血瘀、痰阻。疼痛性质有寒邪所致冷
痛，热邪所致灼痛，湿邪侵袭则头重如裹，气滞多见胀痛，

血瘀之刺痛，虚证则绵绵隐痛或空痛。

（二）辨治经验

外感头痛多属实证，治疗当以疏风祛邪，兼用散寒、祛湿、清热之品。内伤头痛多属于虚证或虚实夹杂，虚者滋阴养血、益肾填精；虚实夹杂者，宜扶正祛邪兼顾。

1. 外感头痛

常见的外感头痛分为：风寒头痛、风热头痛、风湿头痛。风寒头痛的临床表现是：头痛时有发作，痛连项背，恶风畏寒，舌苔薄白、脉浮，李世增教授常用川芎茶调散，药用川芎、荆芥、羌活、白芷、防风、薄荷、细辛、甘草，全方共起疏风解表止痛之功。风热头痛的临床表现是：头痛且涨，甚则如裂，发热恶风，面红目赤，口渴欲饮，便秘尿黄，舌红苔黄，脉浮数。李教授以疏风散热、升清止痛为治则治疗。方用芎芷石膏汤加减，药用：川芎、白芷、石膏、菊花、藁本、羌活、黄芩、栀子、生甘草。风湿头痛：多表现为头痛如裹，肢体困重，尿少便溏，苔白腻，脉濡。治以祛风胜湿为主。李教授常用羌活胜湿汤合三仁汤加减，药用：羌活、独活、川芎、蔓荆子、防风、藁本、茯苓、薏苡仁、杏仁、蔻仁、薏苡仁、茯苓。

2. 内伤头痛

内伤头痛可分为"不荣则痛"和"不通则痛"。

"不荣则痛"者，以气虚、血虚、肾虚为主。气虚头痛主证为头痛且晕，气短心悸，神疲乏力，舌苔薄白，脉沉弱。李世增教授常以益气升阳为主要治则，常用补中益气汤加减：党参、黄芪、川芎、白术、山药、白芷、防风、陈皮、甘草。血虚头痛可见头痛头晕，心悸不宁，失眠多梦，面色白，舌淡苔薄白，脉细。以养血通络止痛为主治之。常用四物汤加减：白芍、熟地黄、当归、川芎、荆芥、白芷、薄荷、甘草。肾虚头痛主证为头痛且空，多兼眩晕，腰酸腿软，神疲乏力，耳鸣失眠，舌红少苔，脉沉细。以补肾滋阴通络止痛为主要治则，常用药为：熟地黄、枸杞子、北沙参、麦冬、玉竹、香橼、何首乌、川芎、荆芥、细辛、甘草。肝肾阴虚、肝阳上亢表现为头胀痛且眩，以两侧及巅顶为主，伴心烦易怒，口干口苦，胁痛，面色潮红，夜眠不宁，舌红苔薄黄，脉弦。治法宜滋补肝肾，平肝潜阳。选用天麻钩藤饮加减，如头晕较著而颤动不已者，可用镇肝熄风汤加减。

"不通则痛"者，多与肝脾两脏有关，致病因素多为瘀血和痰浊，瘀血头痛可见头痛经久不愈，痛处固定不移，痛如针刺，舌质紫暗，苔薄白，脉涩。治以活血化瘀通窍，常用通窍活血汤加减：桃仁、红花、川芎、赤芍、白芷、石菖蒲、郁金、细辛。脾虚生湿，痰浊上犯之痰浊头痛可见头痛昏蒙，胸脘满闷，呕恶痰涎，苔白腻，弦滑或弦滑，治以理气健脾化痰止痛，用半夏白术天麻汤、二陈汤、参苓白术散加止痛治标之品治疗，每获良效。

此外，在辨证论治的同时李老常分经论治。

（1）加入引经药：太阳头痛发于头后部，下连颈项，选用羌活、葛根；阳明头痛发于前额、眉棱骨处，多用白芷；少阳头痛多为偏头痛，选柴胡；厥阴头痛痛在巅顶，内连目系，选用藁本、吴茱萸；少阴头痛用细辛。

（2）善用虫类药：部分头痛经年难愈，久病多瘀，久病入络，这种瘀血头痛属于中医学癥瘕积聚等范畴，病位深，此非一般药物所能攻逐，虫类药物善于解毒散结、破血祛瘀，清代名医叶天士善于用虫类药治疗积聚性疾病，其在《临证指南医案·积聚》有云"辄仗蠕动之物，松透病根"，李世增教授常用虫类药物有露蜂房、土鳖虫、僵蚕、全蝎、蜈蚣等，同时指出，此类药物长期使用具有一定毒性，应严格掌握剂量及炮制方法，并注意顾护脾胃，谨防药后毒副作用及过敏反应。

（3）调畅情志：头痛患者多伴有抑郁、焦虑、强迫、恐惧等情绪问题，随着社会压力的增加，生活节奏的加快，情志因素可能是当下社会导致头痛最重要的内伤因素。"百病生于气也"，李老临床辨治头痛时重视情志的作用，突出调理气机，在辨证论治基础上加用柴胡、合欢皮、合欢花、佛手、郁金、香附等药物疏肝理气解郁，或合用逍遥散、乌灵胶囊等中成药，临床疗效显著。同时注重对患者进行针对性的心理疏导，调动患者的积极性，增强患者的信心，起到更好的效果。

（三）典型医案

验案一　神经性头痛

王某某，男，39岁，公司职员，2016年3月7日初诊。偏头痛8月余，易冒冷汗，口气重，易感冒，喝酒后加重，舌红苔黄腻，脉弦细。

中医诊断：头痛（本虚标实，气阴两虚，风湿热上壅、气机不利）。

治法：疏风散热除湿、调理气机，益气养阴。

方药：

桑　叶 10g	菊　花 10g	蒲公英 15g	连　翘 12g
广藿香 10g	白　芷 10g	黄　芩 10g	桑白皮 10g
川　芎 6g	丹　参 15g	生薏苡仁 30g	苦杏仁 10g
白豆蔻 6g	延胡索 10g	全瓜蒌 20g	丝瓜络 10g
蔓荆子 10g	芦　根 15g	白茅根 20g	淡竹叶 10g
车前子 10g(包)	生甘草 6g	焦栀子 10g	羚羊粉 0.3g(冲)

三七粉 3g(冲)

20 剂，水煎服。另：西洋参片 30g，枸杞子 60g，麦冬 30g，菊花 30g，生甘草 30g。1 剂，分 20 次，泡水代茶饮。

二诊（3 月 28 日）：偏头痛消失，近几日偶有头闷、乏力，舌红，苔薄黄，脉弦细。在上述汤药方基础上加茯苓 12g，继服汤药方和茶饮方 20 日巩固疗效。

【按语】患者平素体质较差，工作繁忙劳累，损伤肺脾之气，日久则气虚。另外患者好饮酒，饮酒多则内生湿热，热邪伤阴，逐渐成为气阴两虚体质。气阴越虚，越容易内生湿热。因患者正气虚，故平常易感冒受风，感受风邪之后，正虚邪恋，风邪内与湿热互结，壅于头面部则气机不利，故头痛。因正虚故邪不易祛除，患者头痛时间长达 8 月之久。冒冷汗为气之固摄功能失常所致，口气重为湿热上泛于口，所有这些症状在喝酒后加重，是因为酒可加重湿热。舌红苔黄腻，脉弦为湿热之表现，脉细为气阴两虚之象。综上所述，患者为本虚标实之证。标实为风湿热上壅、气机不利，治宜疏风散热除湿、调理气机，方中蒲公英、焦栀子、连翘、黄芩清热，生薏苡仁、苦杏仁、白豆蔻、藿香、桑白皮、车前子化湿利湿；桑叶、菊花、白芷、蔓荆子、川芎疏风；延胡索活血行气止痛；全瓜蒌、丝瓜络通络；三七粉、丹参活血；芦根、白茅根、淡竹叶清营热生津利尿；羚羊粉清热息风，水煎服用 20 剂。西洋参片、枸杞子、麦冬、菊花、生甘草益气养阴以治本，泡水代茶饮，服药后偏头痛消失。近几日偶有头闷、乏力，舌红，苔薄黄，脉弦细。二诊时，汤药方继以前方为主治疗，加茯苓补益脾气以图其本，泡水代茶饮方继续服用，20 天后，疾病痊愈。

验案二　高血压，血管神经性头痛

夏某，女，52 岁，2013 年 5 月 13 日初诊。主诉：头痛反复发作半年。头痛反复发作半年余，痛甚则呕恶，查 BP130/100mmHg。偏于右侧头痛，午后腹胀，大便不成形，每日 2~3 次，舌淡红，苔白腻，脉弦。

中医诊断：头痛（肝郁化火，风痰上扰）。

治法：疏肝清热，化痰息风。

方药：

川　芎 6g	荆　芥 6g	防　风 6g	姜　夏 10g
天　麻 10g	钩　藤 12g(后下)	白　芍 15g	菊　花 10g
丹　参 15g	延胡索 10g	醋柴胡 10g	郁　金 10g
枳　壳 10g	白　芷 10g	橘　红 10g	丝瓜络 10g
羚羊粉 0.3g(冲)	生甘草 10g		

7 剂，水煎服。

二诊（5 月 20 日）：近 1 周头痛未发，便溏日 1~2 次，舌脉如前。方药：

| 川　芎 6g | 荆　芥 6g | 防　风 6g | 天　麻 10g |
| 钩　藤 12g(后下) | 白　芍 15g | 菊　花 10g | 白　术 10g |

茯　苓 12g　　陈　皮 10g　　广藿香 10g　　紫苏梗 10g

焦三仙各 10g　　白　芷 10g　　延胡索 10g　　党　参 12g

炙　草 6g

14 剂，水煎服。

【按语】 李老认为该患者属内伤致病，病在肝脾。平时工作紧张，情绪急躁，肝郁日久，肝郁化火，上扰清窍，故头痛，偏于右侧，属少阳。并肝阳化风，血压偏高。素体体虚，午后腹胀，便次多不成形，脾虚生湿，"脾为生痰之源"，肝风携痰浊上扰清窍，亦阻碍气血运行，"不通则痛"。痛甚呕恶为肝气横犯脾胃，肝气主升，引动脾胃之气上逆所致。李老首选四逆散和延胡索、丹参、丝瓜络，疏肝通络，活血止痛；白芍柔肝，合甘草又可止痛；菊花、天麻、钩藤，平肝熄风；姜夏、橘红化痰止呕；川芎、白芷、荆防祛风止痛，尤其是芎、芷为头痛要药。二诊头痛止，故加重固本培元之力，健脾祛湿化痰，标本兼治，取效甚佳。

十三、高脂血症

（一）病因病机及诊疗思路

近年随着我国经济水平不断发展，人民生活水平不断提高，各种不良生活、饮食习惯不断形成，导致人群的血脂水平逐步升高，血脂异常患病率明显增加，高脂血症已成为临床常见多发病。中医学无"高脂血"这一病名，根据高脂血症病理、生理特点及临床表现，将其归属于"痰浊""血瘀"范畴。中医认为五脏功能调和，则气血生化有源，津液输布畅达，百病不生，若脏腑功能失调，尤其是五脏失调，必然会导致水谷精微敷布及气血津液运行失常，产生痰浊、瘀血，导致高脂血症的发生。李世增教授根据五脏生理功能，总结出五脏与高脂血症发生的关系，从五脏立论，分别论治，制定了祛脂五法。

1. 健脾祛脂法

脾为后天之本，气血生化之源，津液输布之枢纽，"脾主运化"的功能决定了高脂血症与脾的关系最为密切，"脾虚失运"是形成高脂血症的主要病理基础。推动、维持脾脏正常生理活动的物质基础是脾气，先天禀赋不足、饮食不节、嗜食肥甘厚味、思虑过度、肝旺克脾，都可导致脾气虚弱，脾失其"游溢精气散精之职"，气血生化紊乱，水谷精微运化、输布失常，形成湿浊之邪，滞留营中，即形成高脂

大医精诚万世师表

血症，李老称之为"吃出来的高脂血症"。因此健脾、祛湿、泄浊应贯穿于高脂血症治疗的始终，健脾益气，使湿浊无以再生，湿去则脾不受困，脾复健运。临床脾病症状特点：口黏、食少体倦、脘腹胀满、头昏肢麻、可见睑黄瘤、舌淡胖或有齿痕，苔白厚腻，脉濡细或滑等。常用药：黄芪、茯苓、苍术、黄精、荷叶、泽泻、枳实、橘红。

2. 滋肾祛脂法

肾为先天之本，五脏之根，是生命活动的原动力，肾为水火之脏，内寓肾阴、肾阳，是一身阴阳之根本，肾阴对全身脏腑起滋养濡润之用，肾阳有温煦推动之功。肾主水液，气化泌别清浊，将营养物质输布全身，将代谢浊物排出体外。肾阴虚、肾阳虚均能导致机体水湿津液代谢障碍，使水谷精微不能散精于肝、上归于肺，滞留于血脉，形成痰饮水湿，致高脂血症。张景岳谓："痰之化无不在脾，痰之本无不在肾。"可见肾的阴阳虚损是脂质代谢异常的主要矛盾之一。《素问·阴阳应象大论》谓："年四十，而阴气自半也，起居衰矣。"高脂血症在中老年发病率明显增加，与中医肾虚理论不谋而合，李老称其"老出来的高脂血症"。高脂血症多有遗传倾向，父母体质往往影响到子女，有家族史，肾精与遗传相关也证明了肾与高脂血症的关系，补肾对调治脂代谢紊乱有积极意义。肾病症状特点：年老体衰、腰膝酸软、头晕耳鸣、耳焦皱褶、舌质淡、苔白腻、脉沉滑等。常用药：桑寄生、续断、枸杞子、女贞子、炙首乌、生杜仲、黄柏、天冬、麦冬。

3. 疏肝祛脂法

肝为将军之官，体阴用阳，主疏泄，喜条达，恶抑郁。

肝的疏泄功能对调畅气机，促进脾胃运化，血液、津液输布代谢，情志活动有重要作用。《素问举痛论》曰："百病生于气也"。肝气不舒，气血运行不畅，则气滞血瘀。《血证论》曰："木之性主于疏泄，食气入胃，全赖肝木之气以疏泄之，而水谷乃化。"若情绪低沉、抑郁，致肝失疏泄，气机不畅，水谷精微不得运化、津液输布运行障碍，化湿生痰（浊）。因胆为肝之余气，肝胆疏泄不畅，胆汁不得清利，湿热搏结，浊邪不降，亦可为生痰之因，痰浊（湿）滞留血脉，引起高脂血症。这正与人体内的胆固醇一部分是由饮食摄入，大部分由肝脏合成的理论相吻合。研究表明高脂血症的形成与情绪有关，即李老所言"气出来的高脂血症"，肝病症状特点：烦躁易怒、胁肋胀痛、头痛目赤、抑郁不舒，舌暗红、苔薄黄、脉弦或弦数等。常用药：柴胡、白芍、香附、郁金、生蒲黄、丹皮、栀子、决明子、当归、黄连。

4. 益心祛脂法

心为君主之官，主血脉，主神明。《素问·五脏生成》曰："诸血者，皆属于心。"心主血，与气血运行密切相关，心与脉相连，心气推动血液运行于脉中，流注全身，营养、滋润机体。心主血脉功能正常与否对于高脂血症的产生，起着重要的作用，气血运行障碍可导致高脂血症。心气虚弱是形成痰瘀的原因之一，心气虚，无力温煦、推动血液行于脉内，血行不畅，瘀阻脉中；心阳虚，津不得化，则聚而为痰；或心阴（血）虚，津血失运，成痰成瘀（血），痰浊与瘀血为伍，都是本病发生的重要环节。心藏神，人体各脏腑、组织、器官的一切生理活动，都由"君主之官"的心来调控。精神异常，可致血脉瘀阻，从而影响废物排出。有研究显示益气活血、化痰祛瘀药，可使高脂血症患者的血液流变性、血液黏度均得以明显改善，这也正是高脂血症与心相关的有利说明。心病症状特点：心胸疼痛、心慌心悸、精神异常、舌淡胖、苔白厚腻、脉细滑略数等。常用药：人参、麦冬、五味子、丹参、滑石、竹叶、灯心草、枣仁、生地黄、当归、茯苓、三七。

5. 补肺祛脂法

肺主气、司呼吸，主宣发肃降，通调水道，朝百脉，主治节，与水湿代谢密不可分，生理上相辅相成，病理上相互影响。《素问·经脉别论》曰："饮入于胃，游溢精气，上输于脾，脾气散精，上归于肺，通调水道，下输膀胱，水精四布，五经并行"。肺气通过宣发、肃降，将代谢后转化的汗液排出体外，将会聚于肺的血液重新输布全身，气血津液的运行输布、吐故纳新，都是在肺的协同作用下实现的。故有"肺为水之上源"之说。肺脾功能失常，气血津液代谢障碍，亦是水湿痰饮之源，故有"脾为生痰之源""肺为贮痰之器"之论断。有肺朝百脉之功，肺气虚必然影响心血运行，《金匮要略》非常重视心肺间作用，心病及肺、肺病及心，而血脉不利，气滞血瘀，或痰浊相继，从而产生高脂血症。肺病症状特点：声低气怯、鼻吸不利、咳喘胸闷、舌淡胖、苔白厚腻、脉弦滑略数等。常用药：人参、沙参、麦冬、五味子、苦杏仁、瓜蒌、桑白皮、黄芩、川贝母、浙贝母、百合。

综上所述，血脂的代谢与人体的消化、吸收、代谢等功能密切相关，高脂血症的形成是五脏功能失调的结果，属本虚标实，五脏虚衰为本，痰浊、瘀血留滞为标，脾失健运，肾失气化，肝失疏泄，心失营运，肺失敷布，津液不归正化，津血运行不畅，聚湿凝痰生瘀，痰浊瘀血阻于脉中，导致血脂升高，形成高脂血症。《灵枢·本藏》曰："五脏皆坚者，无病；五脏皆脆者，不离于病。"脏腑机能失调致病，调整脏腑机能，使其平衡、协调统一，为治疗的唯一目的，即"五脏元真通畅，人即安和"。中医讲究整体观，把人看作一个有机的整体，各个脏器不是独立的，而是紧密协作相连的，李世增教授指出血脂指标升高的表象下，是与血脂代谢有关的脏腑功能出了问题，血脂代谢的问题，要想从根本上得以解决，要以中医整体观进行"五脏通调"，恢复和增强五脏功能，五脏功能恢复了，血脂代谢的平衡自然就恢复了。李老还强调治病要谨守病机，紧紧把握疾病各阶段的个性特征，明晓其病因病机、证候特点的演变规律，有的放矢，将理、法、方、药结合起来是降脂成功的关键，正如《素问·至真要大论》中所言："谨守病机，各司其属，有者求之，无者求之，盛者责之，虚者责之，必先五脏，疏其气血，令其调达，而致和平"，临床采取五脏论治，以病机涉及之脏腑选方用药，各有侧重，灵活应用。

（二）典型医案

验案一　高脂血症，高尿酸血症

患者男性，61岁，2017年10月20日初诊。主诉：头晕胸闷，肢体困倦，精神不振3年。曾服用多种滋补药效果不佳，腹胀，大便日2~3次，不成形，尿频、尿无力。高脂血症3年，曾服用"他汀类"降脂药，因出现一过性肝功能异常停药，患者要求中药治疗。查体：血压130/70mmHg，形体肥胖，舌暗胖，苔白腻，脉细滑。查甘油三酯（TG）2.01mmol/L，总胆固醇（TC）6.20mmol/L，高密度脂蛋白胆固醇（HDL－C）0.78mmol/L，低密度脂蛋白胆固醇（LDL-C）5.01mmol/L，尿酸（UA）501μmol/L。

中医诊断：痰浊中阻，脾肾两虚。

治法：补肾健脾，化痰祛湿。

方药：

桑寄生 10g	续　断 10g	生杜仲 10g	生薏苡仁 30g
生黄芪 15g	白　术 10g	广藿香 10g	白蔻仁 6g
桑白皮 10g	黄　芩 10g	苦杏仁 10g	佛　手 10g
橘　红 10g	香　附 10g	木　香 6g	厚　朴 6g
丹　参 15g	延胡索 10g	荷　叶 10g	生山楂 10g
炙甘草 6g			

14 剂，水煎服。

二诊（11 月 3 日）：服药 14 剂后，头晕等症消失，精神大振，自述全身顿感轻松，饮食睡眠可，大便日 1~2 次，不成形，小便可。前方加茯苓 12g，余不变，继服 14 剂，水煎服。

三诊（11 月 17 日）：药后诸证除，精神佳，前方 14 剂，巩固疗效。2 月后复查甘油三酯（TG）1.12mmol/L，总胆固醇（TC）4.31mmol/L，高密度脂蛋白胆固醇（HDL-C）1.59mmol/L，低密度脂蛋白胆固醇（LDL-C）2.41mmol/L，尿酸（UA）352μmol/L。体重 82kg，嘱患者改变生活方式，清淡饮食，适当运动，减轻体重，随访半年，病情平稳。

【按语】本案患者，为老年男性，体内代谢紊乱，血脂、尿酸均高于正常。虑其头晕、乏力、神疲、便溏，尿频等症，辨证属脾肾不足。脾虚运化功能失常，则水湿停滞，化痰化饮，瘀阻气机，久而痰浊气滞血瘀并见，影响体内浊邪的排除。治疗健补脾肾治本，方中桑寄生、续断、杜仲、黄芪、白术、甘草、薏苡仁合用；化痰祛湿、行气活血指标，用薏苡仁、白蔻仁、苦杏仁等仿三仁汤之三焦并治，以加强除湿之功，广藿香、厚朴、白术、薏苡仁健脾醒脾化湿，助脾运得健；香附、木香、厚朴行气，丹参、延胡索、山楂可活血化瘀；荷叶、山楂并用，善化浊降脂。李老针对本例患者脾肾功能不足，从脾肾着手治本，结合痰、瘀之治，取效显著。

验案二 高脂血症，脂肪肝

患者女性，45 岁，2017 年 5 月 22 日初诊。主诉：乏力、口苦间断发作半年余。患者近半年无明显诱因出现疲乏易累，晨起口苦、口黏，口气重，时有，腹胀闷不舒影响进食，急躁易怒，偶有心悸，睡眠不实，月经周期尚可，一般带经 3~4 天，量少，色暗，有血块。大便 1~2 日一行，偏黏不畅，小便可，患者形体偏胖，面色潮红，舌质暗红，苔黄白微腻，脉弦滑。既往史：高脂血症 3 年，未予药物治疗；脂肪肝病史 5 年。查 TG 3.80mmol/L，TC 6.20mmol/L，HDL－C 0.80mmol/L，LDL－C 5.50mmol/L，空腹血糖：6.0mmol/L。

中医诊断：脾虚失运，肝郁化火，痰瘀互阻。

治法：健脾祛湿，疏肝泻火，化痰逐瘀。

方药：

太子参 15g　　茯　苓 12g　　生黄芪 15g　　川楝子 10g

延胡索 10g　　郁　金 10g　　枳　壳 10g　　焦栀子 10g

黄　连 6g　　　白　芍 15g　　瓜　蒌 20g　　熟大黄 10g

丹　参 15g　　　丹　皮 10g　　橘　红 10g　　丝瓜络 10g

炙甘草 6g

14 剂，水煎服。嘱患者清淡饮食，生活规律，适当运动，调情志，保持心情舒畅。

二诊（6月5日）：患者药后乏力、口苦、急躁明显改善，偶有腹胀，大便仍欠畅，饮食睡眠可，舌暗红，苔薄白，脉弦滑。前方去焦栀子、黄连，加厚朴 6g，益母草 15g，余不变。

此后患者多次复诊，继以前方随症加减治疗。2017 年 8 月 1 日复查：TG 1.66mmol/L，TC 5.16mmol/L，HDL-C 0.97mmol/L，LDL-C 2.73mmol/L，空腹血糖：5.0mmol/L。叮嘱患者继续清淡饮食，适当运动，巩固疗效。

【按语】本案患者，为中年女性。体胖，脂肪肝病史。虽疲乏易累、腹胀闷不舒、食欲不佳、便黏等提示脾虚运化功能失常，痰湿内阻；但口苦、烦躁、胁肋胀满等症状，提示本证与肝失疏泄，肝郁化火有关。治疗着重肝脾并治。以太子参、茯苓、生黄芪、炙甘草健脾益气；川楝子、延胡索、郁金、枳壳、白芍、丹皮、焦栀子清肝泻火解郁；瓜蒌、熟大黄、黄连、橘红清热燥湿、清利痰湿；丹参、延胡索、丹皮、丝瓜络活血通络。李老针对本例患者肝脾之病机，从调节肝脾功能着手治本，结合痰、瘀之治，取效显著。

岐黄之术自有传承

十四、前列腺炎

前列腺炎是多种复杂原因和诱因引起的前列腺的炎症、免疫、神经内分泌参与的错综的病理变化，导致以尿道刺激症状和慢性盆腔疼痛为主要临床表现的疾病。前列腺炎的临床表现多样化，可出现会阴、耻骨上区、腹股沟区、生殖器疼痛不适；尿道症状为排尿时有烧灼感、尿急、尿频、排尿疼痛，可伴有排尿终末血尿或尿道脓性分泌物；急性感染可伴有恶寒、发热、乏力等全身症状。慢性前列腺炎属于中医"淋证""白淫""精浊""腰痛"等范畴，是成年男性常见的前列腺非特异性感染所导致的慢性炎性疾患。其病情易反复发作，缠绵难愈，本病发病率临床有明显上升趋势，而且兼有逐渐年轻化之势。

（一）病因病机

李老认为该病属于本虚标实，虚实夹杂之证，脾肾亏虚，湿热瘀阻为慢性前列腺炎的基本病机。巢元方《诸病源候论·淋病诸候》云："诸淋者，由肾虚而膀胱热故也，……肾虚则小便数，膀胱热则水下涩，数而且涩，则淋漓不宣。"《素问·至真要大论》说："诸淋反戾，水液混浊，皆属于热。"李老认为现代社会的生活节奏快，压力加大，男性因过度劳累而正气亏损，脾肾亏虚，加上许多不良的生活习惯容易导致外邪乘虚而入，则湿热蕴结膀胱，缠绵不愈，日久导致膀胱气机不利，气血瘀滞，导致气血失和而损及脏腑功能。

《类证治裁·淋浊》云："浊在精者，由相火妄动，精离其位，不能闭藏，与溺并出或移热膀胱，溺孔涩痛，皆白浊因与虚也。"因肾主下焦，湿热相合可损及肾气，肾气伤可致肾精下泄。而青壮年男性可因房事无度致肾精亏损者；患者多有病程缠绵难愈，许多患者长期服用清热解毒药或西药抗生素治疗，脾胃功能受损，因脾胃为气血生化之源，"脾旺四季不受邪"，脾胃受损则肾之精气无以充养，故本病为虚实夹杂。本病致病之标是湿热病邪，日久阻遏气血，伤及脾肾，导致肾虚，肾虚为疾病之本，是病之关键。因慢性前列腺炎病机复杂，症候多样，李老临床多借助现代医学的前列腺 B 超、前列腺液化验等检查来确诊。中医辨病与辨证相结合，辨中医之脾肾亏虚、肝气郁滞、湿热蕴结、气滞血瘀等证型，借助西医诊断下的中医辨证，使诊疗更有目的性和针对性，提高了临床的准确性。

综上所属，李老认为本病初起多属湿热淋证，久病尿浊。初起多为湿热为患；病久涉及肝、脾、肾，尤以肝、肾关系密切，因"肾主前后二阴""肝主筋"及"肝脉环阴器"；病久必有气滞血瘀之虞，重视化瘀理气。故在治疗上注意急则治其标，缓则治其本，或标本兼治。

（二）辨治经验

李世增教授认为本病病初多属"湿热淋证"，用清利膀胱湿热之药以改善尿路刺激症状，多以八正散加减治之；若见尿浊者，以萆薢分清饮利湿浊以治之。临证善以瞿麦合篇蓄药对，另酌加车前子、路路通、萆薢、土茯苓、白茅根等加强利尿通淋之功。本病始终应重视通利小便，常用药路路通、丝瓜络合牛膝通利下焦，若小便有灼热感，以车前子合竹叶。配以清热解毒之品，如金银花、连翘、白花蛇舌草、蒲公英、黄柏等。尿白者，需注意补肾固精，常用山萸肉、山药、生牡蛎等药。

本病病久，必然累及他脏，主要与肝脏、脾、肾有密切关系。一般以健脾益肾为基本法则，临证辨证佐以疏肝理气、清热利湿、活血化瘀之法，处方多用桑寄生、川断、淫羊藿、菟丝子、女贞子、枸杞子、山萸肉补益肾气；用党参（太子参）、黄芪、茯苓、白术、山药补气固表、顾护中州。脾肾兼顾，以治其本，达到"正气存内，邪不可干"的目的。因本病缠绵难愈，患者往往易精神焦虑，肝气郁结，肝郁化热，进一步影响前列腺的功能，影响膀胱的气化。肝主疏泄，调畅气机，肝脉"环阴器"，若肝气郁结，气失条达，疏泄不及州都，膀胱气化失司而致淋，故而调畅气机在治疗本病的始终均具重要意义，用药以川楝子合延胡索、郁金合枳壳、夏枯草、连翘等清肝，疏肝利胆。脾胃居于中焦，运化水湿，为气机升降枢纽，若中焦气虚、气滞，升降失常，则三焦痞塞，则必影响周身水液代谢和膀胱气化功能而致小便不利；其次，注重脾和湿的关系，始终体现"治湿不健脾非其治也"的思想，用药藿香、佩兰类芳香化湿之品并运脾，脾虚者则以四君子汤类方补气健脾。病久者，必属本虚标实，本虚以肾虚为主，辨证分清肾阴虚或肾阳虚，针对性选择六味地黄丸、金匮肾气丸类方剂顾阴阳，李老常用桑寄生、续断、生杜仲、淫羊藿、菟丝子补肾阳，枸杞子、女贞子、旱莲草、山萸肉等补肾阴。

此外尚需注意：

1. 调畅三焦气化：常用杏仁、桑白皮、黄芩等开肺气（肺为水之上源）、清宣肺热，尤其注意咽炎患者；蒲公英、连翘、藿香、佩兰等清化中焦；桑寄生、续断、枸杞子、菟丝子等补肾助膀胱气化。

2. 结合尿常规、前列腺液检查结果用药：若见白细胞者，提示炎症，多用金银花、连翘等清热解毒之品；见红细胞，提示血尿，加用白茅根、生地、地骨皮、丹皮等凉血止血之品；卵磷脂小体异常，提示肾之阴阳不足，辅以补肾药。

3. 临证加减：如临床症见小便灼热涩痛、尿黄短赤、可加白茅根、车前子清热通淋；若尿短黄，少腹胀痛、心烦易怒为肝经湿热下注，加龙胆草、黄芩、焦栀子、通草等清利肝胆湿热；若兼少腹痛、睾丸坠胀者，多加乌药、橘核等行气止痛。

4. 嘱患者防止憋尿，注意卫生。

（三）典型医案

验案一　慢性前列腺炎

闫某，男，29岁，2012年8月6日初诊。主诉：尿频1年。患者近1年尿频、尿痛，阴囊潮湿发凉，腰酸痛，大便调。舌胖大，脉弦细。西医诊断为前列腺炎，多方治疗无效。

中医诊断：淋证（脾肾亏虚，湿浊下注）。

治法：补肾健脾，祛湿。

方药：

生黄芪 30g	炒白术 10g	桑寄生 12g	续　断 12g
土茯苓 30g	姜半夏 10g	化橘红 10g	山萸肉 10g
菟丝子 10g	淫羊藿 10g	山　药 30g	枸杞子 30g
丹　参 15g	三　七 10g	炙首乌 10g	连　翘 12g
大　枣 10g	炙甘草 6g		

7 剂，水煎服。

二诊（8 月 13 日）：药后腰酸痛、尿痛、阴囊潮湿减轻，仍尿频。舌脉如前。方药：

桑寄生 12g	川　断 12g	生杜仲 10g	菟丝子 10g
枸杞子 20g	淫羊藿 10g	川楝子 10g	延胡索 10g
丹　参 15g	青　皮 6g	陈　皮 6g	三　七 10g
牛　膝 10g	萹　蓄 10g	白茅根 20g	萆　薢 10g
生黄芪 20g	党　参 10g	生甘草 6g	

7 剂，水煎服。

三诊（9 月 10 日）：药后仍阴囊潮湿，余症减轻，舌脉如前。上方减萆薢，加山药 30g，山萸肉 10g，鹿角胶 6g（烊化）。7 剂，水煎服。

四诊（9 月 29 日）：药后无腰痛、尿痛，偶觉尿频，舌红，苔白，脉弦细。方药：

川楝子 10g	延胡索 10g	丹　参 15g	牛　膝 10g
山　药 30g	山萸肉 10g	菟丝子 10g	枸杞子 20g
萹　蓄 10g	白茅根 20g	连　翘 12g	蒲公英 15g
路路通 10g	车前子 10g	三　七 10g	生　草 6g

14 剂，巩固疗效。

【按语】本例慢性前列腺炎，病程已 1 年，李老认为属于本虚标实，脾肾亏虚为本，湿浊下注为标，故以四君子汤合桑寄生、川断、生杜仲、菟丝子，淫羊藿、枸杞子、山萸肉健脾补肾，以八正散、萆薢分清饮加减化裁清利湿浊；并用三七、丹参活血通络；青陈皮疏通气机。标本兼治，取效甚佳。此外患者坚持治疗，戒掉不良生活习惯，方可达到治愈疾病的目的。

验案二　急性前列腺炎

安某某，男，39岁，2012年9月18日初诊。主诉：晨起尿浑浊，色白如米泔1周。1周前开始出现晨起排尿浑浊色白，如米泔水，尿不尽感，无涩痛，其余时间排尿无异常，阴囊时有潮湿感，近半年脱发甚，口干，口中有异味，晨起咽干不适，腰膝酸软，大便日1~2次，质软。舌尖红，舌偏瘦，舌苔白腻；脉细弦，稍沉。

中医诊断：膏淋（脾肾虚，湿热盛）。

治法：健脾补肾，清利湿热。

方药：

桑寄生 10g	续　断 10g	菟丝子 10g	枸杞子 20g
萆　薢 12g	川楝子 10g	延胡索 10g	姜半夏 10g
广藿香 10g	石菖蒲 10g	制首乌 10g	丹　皮 10g
丹　参 15g	紫苏梗 10g	鸡血藤 10g	三　七 10g
生甘草 6g			

7剂，水煎服。

随访：7剂后，排尿正常，余诸症均明显好转而停药。

【按语】膏淋是中医五淋之一，其临床症状特点是小便混浊如米泔或滑腻如膏脂，多因湿热蕴久，阻滞经脉，脂液不能循常道，小便浑浊不清而致；或肾虚下元不固，不能摄纳精微脂液，亦为膏淋。膏淋病位在肾及膀胱，亦与肝，脾之调畅气机有关。李老强调本病病理有虚实，实则多为湿热阻塞尿道；虚则多为脾肾虚不能固涩脂液。本案综合脉证，证属虚实夹杂，实者湿热下注，虚者肝肾不足，故用药桑寄生、续断、菟丝子、枸杞子制首乌以补益肝肾，肝肾足则利于膀胱气化恢复正常；萆薢利湿通淋，分清别泻，为治疗本证特异性药物，合石菖蒲，利湿去浊，通利下窍；川楝子和延胡索疏肝理气活血，兼通络止腰痛；使以甘草，调和诸药。诸药相合，补益肝肾，疏肝运脾，清利湿热等诸法并用，药效明显。

大
医
精
诚
万
世
师
表

十五、遗　精

遗精是指成年男性非性活动时精液自行泄出。大部分成年男子偶然出现"梦遗"，是"精满自溢"，属生理现象，无需治疗；只有小部分男子频繁出现遗精，并伴有神经衰弱、心理障碍等症状，属病理性遗精。遗精症多因或伴有神经衰弱、前列腺炎、精囊炎等病，日久常兼见阳痿、早泄、不育等。

（一）病因病机及诊疗思路

遗精在中医学中有"遗精""滑精""失精""精液自出"等不同名称。其病位主要在肾，因精室藏泄功能失常而自遗；或因内外诸邪扰动精室；或因体虚封藏固摄无力；或二者兼而有之，虚实错杂。李世增教授认为肾关不固是产生遗精的直接原因，故治之应益肾关门；而引起肾关不固的原因需从五脏论治，尤其重视从心论治，主张心不动，则肾门不开，反之心动则肾门开而精遗。

李世增教授对于遗精的认识，也是基于"五脏论治"，认为尤以心、肝、肾三者最密切。临证初起多实，久病乃虚，以阴虚火旺、心肾不交发展为肾虚不固者多见。临床辨治当分清虚实寒热，或补或泻，或补泻兼施，标本同治。对于遗精滑脱之标象，李老虽赞同其有正气不足之一方面，但本病若发于青壮年，更应注意泻法而非补虚。临床相当多的患者发病多与肝有关，兼有肝郁、肝热之象，情志抑郁或暴怒伤肝，肝气郁结，血运不畅，失于条达，疏泄紊乱，精关失固，乃至遗精，甚则阳痿早泄，治疗重点在于疏肝清肝，调气理血，肝气得舒，肝之疏泄条达功能恢复正常，则精泄自调，应以柴胡疏肝散、龙胆泻肝汤为治。临床常见的证型尚有心肾不交，多因劳神过度或情志失调，心阴受灼，心阳独亢于上，汲伤肾水，水不济火，君火动越于上，肝肾相火应之于下，以致精室被扰，有梦而遗。治以知柏地黄丸兼清心泻火、交通心肾之品。心脾两虚亦是常见证型，因素操持过度，或思虑过度，以致心脾两虚，气不摄精，同时导致肾气亏虚，精关不固而致遗精。治以归脾汤益气养血，养心健脾。

跟随李老临证见诸多遗精之年轻患者，均可追溯到其青少年时期，由于缺乏正确的性知识引导，性生活不当而致。这类患者多精神过度紧张，心理因素在其发病中占有重要地位，李老注重调肝，肝肾并治。另循循善诱、谆谆教导，使其放下思想包袱，有助于疾病的痊愈，李老这种对病人的人文关怀，对疾病的尽早痊愈具有重要的益处，值得我们学习。

（二）典型医案

姜某，男，25岁，2011年7月30日初诊。主诉：遗精2年，伴口疮反复发作。近2年来，常于非性交时发生精液外泄，每周2次以上，伴精神萎靡，失眠多梦，腰酸，口疮反复发作，大便干，每周2~3次，小便正常。舌红，苔少，薄白微黄；脉细弦。

中医诊断：遗精（肝肾阴虚，心火上炎，心肾不交，下扰精室）。

治法：补肾滋阴降火。

方药：

北沙参15g	麦　冬10g	五味子6g	丹　参15g
生地黄15g	知　母6g	黄　柏6g	连　翘15g
熟地黄15g	丹　皮10g	山　药30g	川牛膝10g
白茅根30g	地骨皮10g	石　斛10g	玄　参10g
丝瓜络6g	生甘草6g		

水煎服，日1剂。

二诊（8月6日）：病情基本同前。本周遗精1次，遗精后腰酸甚，大便1～2日一行，排便不畅，眠差多梦，口内新发口疮1处。舌嫩红，苔少薄黄，脉弦细。在原方的基础上加减继服，增强滋补肝肾之功。方药：

生地黄20g	熟地黄20g	山　药30g	黄　柏6g
知　母6g	丹　皮10g	山萸肉10g	玄　参12g
天　冬10g	麦　冬10g	川牛膝10g	合欢皮15g
首乌藤20g	北沙参20g	赤　芍10g	泽　泻10g
郁　金10g	荷　叶10g	生甘草6g	

水煎服，日1剂。另知柏地黄丸午服1丸。

三诊（8月13日）：遗精周1次，遗精后腰酸明显减轻，阴囊潮湿感，大便2日一次，多梦。舌红，苔薄黄；脉弦细。药已中的，原方去玄参，加生薏苡仁30g，渗利湿热，兼以健脾。

四诊（8月20日）：遗精明显减轻，阴囊潮湿感；口疮基本愈合，大便正常。舌嫩红；脉弦沉取无力。方药：

生地黄 20g	熟地黄 20g	山　药 30g	生薏苡仁 30g
知　母 6g	苍　术 6g	玄　参 12g	天　冬 10g
麦　冬 10g	黄　柏 10g	白茅根 30g	川牛膝 10g
郁　金 10g	枳　壳 10g	石菖蒲 10g	远　志 10g
赤　芍 10g	丹　皮 10g	泽　泻 10g	生甘草 6g

水煎服，日1剂。

五诊（9月3日）：2周内遗精1次，阴囊潮湿感减轻，口疮愈。舌嫩红；脉弦细。继续补肾健脾以治本，兼顾疏肝理气以复精室之疏泄。方药：

生薏苡仁 30g	黄　柏 6g	苍　术 6g	川楝子 10g
延胡索 10g	山　药 30g	生地黄 15g	熟地黄 15g
泽　泻 10g	地肤子 10g	石菖蒲 10g	丹　参 15g
丹　皮 10g	青　皮 6g	陈　皮 6g	菟丝子 10g
乌　药 10g	滑　石 10g	生甘草 6g	

水煎服，日1剂。

上方加减巩固治疗14剂，药后口疮愈，遗精无新发，病情稳定而停药。

【按语】本患述其自初中一年级始迷恋网络色情视频而致病，辨证属阴虚内热，虚火（相火）扰动精室者。李老治以知柏地黄丸之主药（知母、黄柏泄相火，生熟地并用合丹皮重在滋补肝肾之阴，并泻肾浊；山药补脾肾兼固涩）以滋阴泻火；配生脉散以北沙参易人参，重在养阴清心安神，合丹参清心热安神；配玄参、地骨皮、石斛养阴生津，清退虚热；白茅根、连翘善清热泻火；丝瓜络、川牛膝为引，活血通脉，引药下行；使以甘草，调和诸药。二诊在原方的基础上加强滋养肝肾之阴，清心安神之功。原方去白茅根、连翘、地骨皮、丹参、丝瓜络、五味子、石斛；生熟地黄加至20g，增加山萸肉10g，泽泻10g；玄参改为12g，天麦冬共用；增加首乌藤伍合欢皮加强解郁养心安神之功；加郁金、赤芍以疏肝理血，复肝之正常疏泄；加荷叶配牛膝，一善升清，一善下行，易复精液之正常。后诊亦皆随证加减。药证相合，疗效显著。

十六、绝经前后诸症

（一）病因病机及诊疗思路

中医妇科学、中医古籍中将绝经前后出现的与性激素减少有关的疾病称为"绝经前后诸症"或"经断前后诸症"，以及"年老血崩""脏躁""百合病"等疾病。常见月经不调，轰热、汗出及急躁易怒、焦虑不安或郁郁寡欢等精神神经症状。现代医学研究发现其病变是由于卵巢功能衰退，雌激素水平显著下降，对下丘脑-垂体的反馈抑制作用减弱，促性腺激素分泌增多所致。治疗以最小剂量雌激素，或同时加用孕激素替代治疗为主。

中医认为该病发生主要是由于肾中精气衰竭。故治疗重在补肾填精，阴精不足，阴不制阳，而导致阴虚火旺、阴虚阳亢、心肾不交的病变，故用药宜柔润，防止刚燥助火劫阴。李世增教授善用桑寄生、续断、女贞子、枸杞子、菟丝子、黄精等药补肾填精。同时滋阴降火，以降肝火、清心火为主，多用菊花、川楝子，生地黄、玄参、北沙参、麦冬。更年期综合征患者多有肝郁气滞，在养阴填精的基础上疏肝理气，符合肝体阴用阳的特点，不致刚燥伤阴化火，且李老选药多选佛手、香橼、白梅花等性凉、温和之品，以醋炙柴胡，减其燥性，并用白芍制约其温燥之性。并酌加活血化瘀、祛湿化痰之品。

大医精诚万世师表

（二）典型医案

翟某某，女，51 岁，2014 年 7 月 14 日初诊。主诉：月经周期错后近 1 年，伴胸闷、眠差，性急易怒。患者 1 年前开始月经周期紊乱，多 2~3 月行经 1 次，末次月经 5 月 31 日。性情急躁易怒，时感胸闷气短，五心烦热，眠差，入睡困难，睡眠不实，黑眼圈明显，面部黄褐斑增多，夜尿频，3 次居多，大便干稀不调。舌瘦，舌尖红，苔薄白；脉弦细，沉取无力。

中医诊断：经断前后诸证（肝肾不足，虚热内扰，心气不足）。

治法：滋养肝肾，清肝、安神。

方药：

太子参 20g	北沙参 15g	玄 参 12g	麦 冬 10g
五味子 6g	炒白芍 15g	菊 花 10g	菟丝子 10g
女贞子 10g	丹 参 15g	柏子仁 12g	炒枣仁 20g
首乌藤 20g	茯 苓 12g	淫羊藿 10g	益 智 10g
桑螵蛸 10g	石菖蒲 10g	远 志 10g	生牡蛎 30g(先煎)
生甘草 6g			

7 剂，水煎。

二诊（7 月 21 日）：前述诸症均有所缓解，近 2 日自觉尿急、尿频、小便灼热，伴腰酸、白带量增多，舌脉同前。考虑新病"热淋"发作，宜先治热淋，此患年长女性，所患热淋属本虚标实。本虚为"肾虚"，标实为"虚热下注"，治以补益肝肾，清利湿热。方药：

桑寄生 12g	续 断 12g	生杜仲 10g	菟丝子 10g

制首乌 12g　　土茯苓 30g　　萹　蓄 10g　　瞿　麦 10g

车前子 10g^(包煎)生薏米 30g　　乌　药 10g　　白花蛇舌草 15g

黄　柏 10g　　赤　芍 10g　　丹　皮 10g　　白茅根 30g

苍　术 10g　　地肤子 12g　　丹　参 15g　　淡竹叶 6g

生甘草 6g

7 剂，水煎。

三诊（7 月 28 日）：药后尿频、尿热、白带均明显改善，仍心慌、胸闷、烦躁，但程度较前明显减轻，头昏蒙不清，易早醒。舌暗红，偏瘦，苔少，脉细弦，沉取无力。7月 20 日行经，带经 5 天，量少色暗。新患热淋之证几近痊愈，用药则改为滋肾养肝健脾为主。方药：

桑寄生 12g　　续　断 12g　　生杜仲 10g　　白　芍 15g

菊　花 10g　　枸杞子 20g　　五味子 6g　　山萸肉 12g

山　药 20g　　茯　苓 12g　　炒白术 10g　　生黄芪 20g

白　芷 10g　　丹　参 15g　　川　芎 6g　　鸡血藤 15g

葛　根 20g　　香　附 10g　　当　归 10g　　丝瓜络 6g

首乌藤 20g　　白茅根 20g　　生甘草 6g

7 剂，水煎服。

四诊（8 月 4 日）：胸闷明显好转，睡眠较前佳，小便有灼热感，无黄白带下。夜间口干渴。舌暗，舌尖红，苔薄；脉弦细。前方去山萸肉，加玉竹 10g，车前子 10g。

五诊（8 月 11 日）：睡眠改善，偶早醒；小便热，口渴；烦热减轻，情绪稳定。舌瘦，舌尖红；脉弦细。沉取有力。诸证平稳，巩固治之。方药：

桑寄生 12g　　续　断 12g　　生杜仲 10g　　北沙参 12g

黄　精 12g　　女贞子 10g　　旱莲草 10g　　阿胶珠 10g

山 药 30g	茯 苓 12g	玉 竹 10g	首乌藤 20g
白 芷 10g	佛 手 10g	菊 花 10g	白 芍 15g
丝瓜络 6g	川 芎 6g	枸杞子 20g	车前子 10g^{（包煎）}
生甘草 6g			

14 剂，水煎服。

【按语】本例亦为更年期综合征患者，治疗仍以补肾调阴阳为本。与前例患者主要的区别是心累的症状明显，所苦以胸闷、气短、失眠为主，考虑患者素体心气不足，心以君主之官，心失所养，甚则可危及生命，故养心之法应为重视。李老以加味生脉散（太子参、北沙参、麦冬、五味子、丹参、玄参）益气养阴，清热活血；另患者失眠症状明显，酸枣仁合柏子仁，首乌藤合茯苓，菖蒲合远志交通心肾，养心安神。用后心累症状改善明显，可谓李老新三宝之一"养心"之法在临床的绝佳体现。另外更年期前后，包括更年期后的年老女性，因肝肾不足，正气虚则外邪易侵，尤其是前阴易受感染，如现代所谓"老年性阴道炎""慢性泌尿系感染"易发作，即中医之"阴痒""带下""淋证"等。本例患者初诊以更年期症状为主，而复诊则为热淋发作，急则治其标，当先治新病为急，清利下焦湿热为基本治法，但时时不忘补肾扶正，正气足则有助于祛邪。对于老年性"淋证"，治疗当顾及本虚，标本兼顾，方能取得良效。补肾亦常用桑寄生、续断、生杜仲；清利下焦湿热多以八正散化裁。李老常用瞿麦、萹蓄、车前子、白茅根、淡竹叶等药，本患在热淋发作时，带下亦明显增多，这种情况临床亦常见。治带下湿热，李老善用炙首乌合土茯苓，亦标本兼顾而取效。

十七、崩　漏

（一）病因病机及诊疗思路

崩漏属于西医的功能失调性子宫出血，是指经血非时暴下不止或淋漓不尽，前者称崩中或经崩，后者称漏下或经漏，二者常交替出现，故概称崩漏，属妇科常见病。古代就对崩漏的病因有详细的记载，如《妇科玉尺》云："崩漏，究其源，则有六大端：一由火热，二由虚寒，三由劳伤，四由气陷，五由血瘀，六由虚弱。"历代医家认为崩漏的常见病因有血热、肾虚、脾虚、血瘀等，如《傅青主女科》所云："冲任太热而血即沸，血崩之为病，正冲脉之太热也。"说明了血热导致崩漏的机理，又《东垣十书·兰室秘藏》云："妇人血崩，是肾水阴虚不能镇守胞络相火，故血走而崩也"。《妇科玉尺》说："思虑伤脾，不能摄血致令妄行"。以上诸多因素均能致冲任损伤，经血失约而致崩漏。李老认为肾虚、肝郁血热是崩漏致病的根本原因。但无论寒热虚实，崩漏日久，损血耗气，日久均可转化为气血俱虚或气阴两虚、阴阳俱虚，致气血同病，多脏受累，属妇科疑难重证。

李老认为崩漏一般虚证多实证少，热证多寒证少，久崩多虚，久漏多瘀。崩漏亦可相互转化，如"崩为漏之甚，漏为崩之渐"。另外，年龄也是崩漏辨证治疗的重要因素，青春期患者多因肾气不足，治疗重在补肾气，益冲任；育龄期患者多因为肝郁血热，治疗重在疏肝养肝；而更年期患者多因为肝肾不足或者脾气虚弱，治疗重在滋肾调肝，扶脾固冲任。李老认为在临床所见崩漏患者中以更年期患者为多见，因更年期女性肾水渐亏，阴虚火旺，冲任不固，胞络火旺而致崩漏。对于崩漏的治疗，李师遵循"急则治其标，缓则治其本"的原则，临床灵活运用塞流、澄源、复旧三法治疗。

李师治疗崩漏常用基本方为：桑寄生 12g，续断 12g，女贞子 10g，旱莲草 10g，醋柴胡 10g，白芍 10g，郁金 10g，枳壳 10g，香附 10g，阿胶珠 10g，当归 10g，茯苓 12g，炙甘草 6g。诸药配伍以补肾疏肝，养血调经。方中桑寄生、续断、女贞子、旱莲草补益肝肾，凉血止血；醋柴胡、郁金、枳壳、白芍、香附疏肝解郁、活血调经；阿胶珠、当归养血调经；茯苓、炙甘草健脾和胃。全方补肾、疏肝、健脾、养血兼顾，达到调经以治崩漏的目的。临床根据不同证型再加减用药，如出血量多，血势急迫，采用塞流之法，急当止血，气虚当益气升提止血，药用党参、黄芪、白术、升麻等；血热当凉血止血，药用生地榆、侧柏炭、仙鹤草等；血瘀则化瘀止血，药用三七、茜草等；平素有宫寒者需温经止血，药用艾叶、炮姜炭等。总之，李老在治崩漏过程中，塞流并澄源，澄源当固本，标本兼顾，综合调治。

（二）典型医案

验案一

陈某某，女，49 岁，2012 年 10 月 11 日初诊。主诉：经血淋漓不尽 20 余天。患者 20 天前月经来潮后至今未尽，开始 10 余天月经量多，色红，现月经量减少，但淋漓不尽，现感疲乏无力、气短，纳食可，睡眠差，二便调，舌淡红，苔薄白，脉沉细无力。

中医诊断：崩漏（脾肾不足、冲任失调）。

治法：健脾益肾，补血调经。

方药：

桑寄生 12g　　续　断 12g　　女贞子 10g　　旱莲草 10g

生黄芪 30g　　当　归 10g　　柴　胡 10g　　白　芍 10g

郁　金 10g　　枳　壳 10g　　香　附 10g　　阿胶珠 10g

仙鹤草 15g　　龙眼肉 10g　　炒白术 10g　　茯　苓 12g

炙甘草 6g

7 剂，水煎服。

二诊（10 月 18 日）：诉服药 5 剂后经血已止，疲乏感减轻，仍有气短，腰酸痛，睡眠改善，舌淡红，苔薄白，脉沉细。处方以前方去仙鹤草，加淫羊藿 10g。14 剂，水煎服，巩固疗效。

【按语】崩漏是妇科常见病，亦属于疑难重病，更年期患者多因为肝肾不足或者脾气虚弱，治疗重在滋肾调肝，扶脾固冲任。本例患者因更年期女性肾水渐亏，阴虚火旺，冲任不固，胞络火旺而致崩漏，同时脾虚不能统摄血液。对于该例崩漏的治疗，李老标本兼顾。桑寄生、续断、女贞子、旱莲草补益肝肾，阴阳双补，且凉血止血；生黄芪、白术、茯苓、炙甘草、龙眼肉健脾补气，助固摄血液；此两组药脾肾双补，以固本为主。柴胡、白芍、郁金、枳壳、香附、当归、阿胶肉理气活血，补血止血，加仙鹤草增强止血之功。诸药相合，健脾补肾，补血调经，取效甚佳。

验案二

肖某某,女,27 岁,2012 年 11 月 24 日初诊。主诉:月经淋漓不断 10 余天。11 月 4 日行经淋漓不断至今,既往月经量少颜色暗褐色,腰痛乏力。刻诊:月经淋漓不净,腰酸乏力,气短,胃胀,嗳气,尿灼痛,小便频,大便正常,舌质嫩红,苔薄黄,脉细弦。

诊断:崩漏(肝郁肾虚,血热妄行)。

治法:疏肝补肾,凉血止血。

方药:

醋柴胡 10g	杭白芍 12g	郁 金 10g	枳 壳 10g
当 归 6g	香 附 10g	佛 手 10g	紫苏梗 10g
桑寄生 12g	续 断 12g	蒲公英 15g	连 翘 12g
川楝子 10g	延胡索 10g	白茅根 20g	陈 皮 10g
甘 草 10g			

7 剂,水煎服。

二诊(12 月 1 日):服药 5 剂经止,胃胀好转,嗳气次数减少,尿灼痛好转,舌胖大,苔薄白微黄,脉细弦。患者服上方后即效,证明辨证用药准确,继以前法加入女贞子 10g,旱莲草 10g,丹参 15g。7 剂,水煎服。

调治 1 周后诸证好转,临床痊愈,随诊 3 月未复发。

【按语】经期延长是指月经周期正常,行经时间超过 7 天以上,甚或淋漓 2 周方净者。其治法以固冲止血调经为大法,重在缩短周期。《格致余论·阳有余阴不足论》:"肝肾同源,脾主统血。但冲为血海,隶属于肝;任主胞胎,归主于肾。主封藏者,肾也;主疏泄者,肝也。"肝肾藏泄有度,脾统摄有权,是维持妇女经行又常度的关键所在。若肝不藏血，肝失疏泄，或肾封藏不及，脾失统摄，均可导致妇女经期延长。本案基于上述生理病理认识，李老应用柴胡、白芍疏肝行气，安和五脏，又有推陈出新而调经；枳壳、郁金行气开郁散结；当归养血调经，佛手、紫苏梗、香附疏肝解郁行气，苏梗擅长疏肝解郁，行气宽中，能使郁滞上下宣行，况顺气之品，唯此纯良，肝胃气滞，首选苏梗。香附辛散肝气郁滞，解一切气郁而善理气止痛。桑寄生、续断滋补肝肾，调固冲任。蒲公英、连翘清热解毒，凉血固冲。川楝子、延胡索疏肝理气止痛。白茅根凉血止血。陈皮行气宽中，甘草调诸药。二诊时加入女贞子、旱莲草滋肝肾阴而止血调经，丹参凉血调经，诸药合用滋补肝肾，凉血止血故取效明显。

十八、痤 疮

（一）病因病机

痤疮是一种毛囊皮脂腺的慢性炎症性疾病，可表现为粉刺、丘疹、脓疱、结节、囊肿及瘢痕等皮损。好发于青春期男女及中年女性。现代医学认为本病与皮脂腺分泌过多、内分泌失调、痤疮丙酸杆菌感染、免疫有关。目前治疗主要以抗生素抗感染、抗雄激素类药、维A酸类药物抗皮脂分泌为主，但效果并不理想。患痤疮后，会严重影响人的美貌，有时还会对患者的情绪和行为方式有一定的影响。因此，研究痤疮已成为皮肤学界、美容界关注的热点问题之一。中医称痤疮为"粉刺"，认为饮食、情志、生活不规律是导致粉刺的主要原因。由于青年肺胃蕴热，血热壅盛，再加之嗜食辛辣肥甘厚腻等饮食，中焦湿热搏结无有出处，发于肌肤；当今社会压力大，各个年龄阶段的人群，很多因精神紧张，肝气郁结或化生肝火，久而耗伤阴血，虚火血热上炎而发；或长期工作及生活不规律，尤其是昼夜颠倒最易耗伤阴血，而致体内阴阳气血失衡（西医称之为内分泌失调），血热发于肌肤，且反复缠绵。

李老强调痤疮治疗病位需辨五脏，认为痤疮是因五脏气血阴阳的失衡而致火热之证（以实热为主，亦需注意尚有虚热者）。面部肌肤主要为肺胃经所主，肺胃热盛是痤疮外发的基本病机，而心肝火旺，伤及肾阴，或肝肾阴虚，水不制火，致肺热盛，或中焦湿热蕴结，脾胃伏热上发更需认真辨明。痤疮的病理性质虽以实热证为主，但多为标实本虚，本虚即指阴阳气血的不平衡（即西医所谓的内分泌失调），标实是指本病总属热证。其依据有四：①形态：常呈疱疹类病变，红肿热痛，病在血分，属血热；②部位：长在面部为主，或颈背部，部位属阳；③颜色：多呈红色或暗红色；④病理演变：溃破后形成疡，属热。热盛往往成毒，毒热壅滞导致的气血壅滞，痰瘀互结。所以在治疗时不仅要考虑到致病之因以清热解毒、清热凉血为主，同时也要针对其病理过程中的具体病机伍以调整阴阳气血，如调中疏肝、行气活血以促进气血运行；化痰散结以消散结块；助脾胃运化，促脾胃升降以消除痰湿生化之源；滋阴养血，以消除虚火之上炎等。

（二）辨治经验

1. 分型证治

主要将痤疮分为三型：肺经风热、湿热蕴结、阴虚火旺。

（1）肺经风热证

面部、前胸或背部散在针头至粟粒大小红疹，可见白头或黑头，部分可形成脓疱。舌边尖红，苔薄黄，脉浮数。治法为清肺通便，凉血解毒。

方药：枇杷清肺饮加减。

桑白皮 10g　　黄　芩 10g　　炙杷叶 10g　　蒲公英 15g
连　翘 12g　　白花蛇舌草 15g　生地黄 20g　　玄　参 10g

白茅根 20g　　全瓜蒌 20g　　熟大黄 10g　　生甘草 6g

水煎服，日 1 剂。

病机为肺经血热，治疗以清泻肺热，凉血解毒为主。方中桑白皮、黄芩、炙杷叶、蒲公英、连翘、白花蛇舌草清泻肺热，清热解毒；生地黄、玄参、白茅根凉血清热；肺与大肠相表里，故以全瓜蒌、熟大黄润肠通便，以泻肺热。全方合用，清肺热、清血热、解毒热，病虽在表，因在于里，故治病求本，攻里以治表。

若兼见胃热亢盛，伴见口干口渴，口臭，便干之症，李老常合用白虎汤，以生石膏、知母、黄连清泻胃热。若伴见情绪急躁，月经不调，痤疮随月经周期变化，脉弦者，则合用四逆散，常以郁金、枳壳、香附等疏肝解郁，肝郁甚者加佛手、香橼、绿萼梅；肝火盛者加川楝子。痤疮形成囊肿或结节者加夏枯草、浙贝母、生牡蛎；感染重者加金银花、野菊花、白花蛇舌草。

（2）湿热蕴结证

颜面、胸背部多发红色丘疹，红肿疼痛，口周、鼻旁、下颌部多发，油脂分泌旺盛，部分可形成脓疱、囊肿或结节。伴见口臭，尿黄，便秘或排便不爽，舌体胖大，有齿痕，苔腻，脉滑。治法为清热解毒，祛湿化痰。方药：

金银花 20g　　连　翘 10g　　生薏苡仁 30g　藿　香 10g

佩　兰 6g　　陈　皮 10g　　姜半夏 10g　　茯　苓 10g

车前子 10g[包]　紫苏梗 10g　　丹　参 10g　　白茅根 20g

生甘草 6g

水煎服，日 1 剂。

本证以脾胃湿盛为主，故选用清热祛湿之品，茯苓、生薏苡仁健脾渗湿；藿香、佩兰芳香化湿；车前子利水祛湿；金银花、连翘清热解毒，清宣肺热；加紫苏梗、丹参、白茅根理气活血，凉血解毒。油脂分泌旺盛的重用瓜蒌、白芷、熟大黄、玄参。若合并脾气虚者加黄芪、太子参、白术、茯苓。

（3）阴虚火旺证

面、胸、背部可见红色丘疹，多发于面颊、额头，可见黑头粉刺或白头粉刺，部分可形成脓疱、囊肿或结节，多见于中年女性，伴见月经不调，情绪急躁，舌边尖红，苔黄，脉沉弦。治法为滋肾养肝，清肺凉血解毒。

方药：枇杷清肺饮合二至丸加减。

桑白皮 10g	黄　芩 10g	炙杷叶 10g	菊　花 10g
连　翘 12g	女贞子 10g	旱莲草 10g	白　芍 10g
玄　参 10g	生地黄 20g	白茅根 20g	生甘草 6g

水煎服，日1剂。

方中桑白皮、黄芩、炙杷叶、连翘、菊花清泻肺热，清热解毒；生地黄、玄参、白茅根凉血清热；女贞子、旱莲草、白芍、菊花补肾阴，益肝阴，清肝热。则合用四逆散，常以郁金、枳壳、香附等疏肝解郁；肝郁甚者加佛手、香橼、绿萼梅；肝火盛者加川楝子。

2. 注重五脏论治

李老对痤疮辨证论治总的思路是采取五脏论治，兼顾病机涉及之脏腑而化裁组方。

（1）**肺热盛**：此类痤疮多见于年轻人，病程短，好发于前额、鼻尖，鼻颊沟、粉刺、丘疹为主，色红细小，粉刺症状相对轻，部位浅，多舌淡红、苔薄黄，脉浮数。方用枇杷清肺饮加减，李老常用清肺热药有桑白皮、黄芩、炙枇杷叶。

（2）肝热：可见任何年龄，以中年多见，为面颊两侧皮疹多发，以丘疹、脓疱为主，兼见肝气郁结，或肝郁化火之证，如乳房胀痛，女性经前加重，郁闷或烦躁易怒，胸闷，嗳气，面红目赤等。舌质红、苔薄黄、脉弦数。方用丹栀逍遥散加减治疗，常用清肝药物为夏枯草、杭白菊、杭白芍、川楝子等。

（3）心火：若痤疮患者兼见烦躁、失眠，舌尖红甚，属心火亢盛，方以清心莲子饮、导赤散化裁，常用清心火药物有莲子心、黄连、栀子、淡竹叶。

（4）脾热：痤疮色暗，反复不愈，平素嗜食辛辣肥甘，兼食少体倦，脘腹胀满，口甘多涎等中焦蕴热或湿热之证，多苔黄或黄白厚腻，常用泻黄散、清脾饮化裁治之，清脾胃伏火之药为黄芩、黄连、蒲公英、连翘、白花蛇舌草等。

（5）肾阴虚：暗疮病久缠绵，疮色暗红，女性多伴月经不调，并见阴虚火旺之证，如五心烦热，颧红，盗汗，舌红少苔，脉细数。方用知柏地黄丸加减。

此外，注意活血化瘀之品的应用，《素问·生气通天论》说："营气不从，逆于肉理，乃生痈肿"，提示瘀血是痤疮形成的病理机制之一，病初多为血热煎熬而成瘀血，故治以凉血活血之品，丹参、丹皮、赤芍、郁金多用；而久病入络，或病久气滞血瘀，或多用寒凉而壅滞气血，需注意辛温通络之品应用，常用白芷、浙贝母、丝瓜络、三七类。

3. 注重调护

李老认为，痤疮不仅要药物治疗，更要重视调护，每每病人诊治时，必告诫：①洗脸需用温水，可打开毛孔，促进皮脂排出；不用冷水洗面，以防毛孔收缩，皮脂堵塞，痤疮加重。②避免滥用化妆品，勿用粉质或油质化妆品，防堵塞毛孔，造成皮脂郁积；③忌挤压，防治炎症扩散加重感染，愈后遗留疤瘢；④饮食清淡，忌辛辣刺激性食物，少食油腻、牛羊肉，多食蔬菜、水果，保持大便通畅；⑤痤疮渗出液较多时，晚间可用棉签蘸少量碘酒点患部，有利于收湿敛疮。⑥心情舒畅：调整情绪，树立信心，放下思想压力，以利于疾病的康复。

（三）现代数据挖掘

研究应用数据挖掘方法，采用中医传承辅助系统软件，分析李世增教授治疗痤疮的用药经验，共收集李世增教授治疗痤疮的首诊病案152例，应用频数分析、熵层次聚类等数据挖掘方法进行研究。

1. 单味药分析

应用频次分析方法，总结出李世增教授治疗痤疮常用的药物包括桑白皮、连翘、黄芩、玄参、夏枯草、白茅根、丹参、生地、枇杷叶、郁金、枳壳、熟大黄、蒲公英、白花蛇舌草、藿香、瓜蒌、丹皮、生甘草等，这些药物分别具有清热、补益、化痰软坚散结、理气活血、除湿等功效，其中桑白皮、黄芩、连翘、玄参、夏枯草、白茅根、丹参、生地、枇杷叶、生甘草是李老最常用之药，合而泻火解毒，凉血活血，显示出其治疗痤疮用药的集中性。

进一步分析李老所用药物的性味归经。结果显示寒性药物占 42.64%，凉性（微寒）占 30.51%，平性药物占

13.81%，温性药物占 13.04%，其所用药物以寒凉为主（共计 73.15%），不用热性（尤其是大热）之品。符合李老临证对痤疮的辨识——总属"热证"，或小部分患者寒热错杂，仍以热证为主，《本经》曰"疗热以寒药"，故治以寒凉为主。药味统计以苦、甘、辛为主，其中苦味占 44.08%，甘味 31.44%，辛味 16.03%。归经统计以归肺、脾胃、心肝经为主，其中归肺经占 25.54%，胃经 16.70%，心经 12.24%，肝经 12.24%，脾经 11.02%。性味归经相合，符合李老对痤疮的病机认识："痤疮五脏分治，病位最主要在肺，以肺胃二经热盛为主，同时很多患者兼有心肝经热盛"。

2. 患者基本情况分析

统计病人的性别年龄分布情况，其中女性 121 例（79.61%），男性 31 例（20.39%）；10～20 岁占 8.61%，21～30 岁占 65.56%，31～40 岁占 21.19%，41～50 岁占 4.64%。就诊者以女性居多，说明女性对容貌的重视程度远高于男性。而女性病人中，兼有月经不调者（包括月经先期、后期、先后不定期，月经量多、月经量少、痛经、经行乳房胀痛等症）占 75.49%，提示调整月经（现代医学认为内分泌）是治疗痤疮的重要手段。近年来随着人们生活水平的提高，饮食结构和营养条件的改善，痤疮发病已从青年向中年和少年扩展，但其患病率仍以青春期男女最高，青春期是性功能渐趋成熟的时期，亦是内分泌相对不稳定的时期，此时男女青年生机旺盛，素体阳热，相火易动，故而痤疮易生。

3. 用药配伍组方分析

结合李老的临床用药经验及频次为核心的显性经验分

析，提示李老常用药对桑白皮、黄芩、连翘、枇杷叶清肺热；蒲公英、连翘清胃热；玄参、生地黄、白茅根清热凉血；丹皮、丹参凉血活血；夏枯草清肝热；郁金、枳壳疏肝理气活血；全瓜蒌和熟大黄润肠通便。本软件同时运用复杂系统的熵方法，进行以关联为核心的隐形经验分析。基于复杂系统熵聚类法演化得出李老治疗痤疮的新核心组合吻合李老治疗痤疮的学术思想——以肺胃热盛为基本病机，注重五脏论治，根据血热、风热、湿热、虚热等选药配伍。基于无监督的熵层次聚类的新处方分析，得到9个新处方。

方1：枳壳，郁金，柴胡，麦冬，石斛。

方2：白茅根，益母草，延胡索，川楝子，金银花。

方3：丝瓜络，制首乌，防风，苏梗，白花蛇舌草。

方4：生牡蛎，北沙参，麦冬，金银花。

方5：生牡蛎，焦三仙，夏枯草，紫苏梗。

方6：丹参，萹蓄，生石膏，赤芍。

方7：紫苏梗，川楝子，绿萼梅，连翘。

方8：五味子，天麻，蒲公英，生石膏。

方9：薏苡仁，生地黄，藿香，玄参，半夏，茯苓。

新处方重在隐性经验分析，结合频次为核心的显性经验分析，可得出以下结论。

（1）方1、7、8：重在从肝论治。方1提示患者兼有肝郁及气血瘀滞者，常以柴胡、郁金、枳壳疏肝理气活血，合石斛、麦冬养阴补肝体以助肝用；方7针对肝郁、肝热出现的情绪异常，常用绿萼梅、苏梗、川楝子疏肝、清肝；方8，若兼有肝阳上亢，头痛眩晕，常用天麻平肝止眩，合五味子敛降气机，患者多见肝胃不和，以蒲公英清肝胃郁热，石膏

大医精诚万世师表

清热泻火。

（2）方2：痤疮兼有痛经等月经不调时，治疗在清热解毒凉血的基础上重在调经，故以益母草活血调经，延胡索合川楝子清肝热、活血止痛。

（3）方3：痤疮兼有带下瘙痒日久，李老常用白花蛇舌草合制首乌以清热解毒兼以扶正治带，防风合苏梗祛风止痒。

（4）方4、5：均用生牡蛎，重在软坚散结，针对痤疮皮损出现硬结、瘢痕者。方4合金银花清热解毒，合沙参麦冬药对清肺胃之热并养肺胃之阴。用于病久在肺胃热盛的基础上兼见肺胃虚热者。方5生牡蛎合夏枯草药对，软坚散结之力更强；并合焦三仙、苏梗用于胃脘气滞，食欲不佳者。

（5）方6："斑在阳明"，针对阳明、血分热盛，痤疮斑疹红色明显，以石膏清泄阳明热盛，丹参、赤芍清热凉血活血，并伍萹蓄利尿，导热下行。

（6）方9：痤疮兼有湿热壅滞者，生地、玄参清热凉血解毒外，以茯苓合薏苡仁健脾利湿，半夏、藿香化湿、燥湿。

（四）典型医案

验案一

史某某，女，34岁，2014年7月12日初诊。主诉：面部红色丘疹3周。患者3周前无明显诱因出现面部红色丘疹，可见白头粉刺、脓疱，瘙痒，经调，末次月经6月2日，便调，舌红，苔薄黄，脉细而浮。

中医诊断：痤疮（肺经风热证）。

治法：清热解毒，凉血止痒。

方药：清肺枇杷饮加减。

桑白皮 12g　　黄　芩 10g　　炙杷叶 10g　　野菊花 15g

金银花 20g　　白花蛇舌草 10g 连　翘 12g　　桑　叶 10g

荆　芥 6g　　防　风 6g　　蝉　衣 6g　　生薏苡仁 30g

芦　根 10g　　白茅根 15g　　生地黄 20g　　白鲜皮 10g

地肤子 10g　　生甘草 6g　　羚羊粉 0.3g$^{(冲)}$

14 剂，日 1 剂。

二诊（8 月 9 日）：患者用药两周后，皮疹大部分消退，有个别新发，色红，瘙痒，经调，末次月经 8 月 16 日，便调，舌红，苔薄黄，脉细而浮。方药：

桑白皮 12g　　黄　芩 10g　　炙杷叶 10g　　野菊花 15g

金银花 20g　　白花蛇舌草 10g 连　翘 12g　　白　芷 10g

荆　芥 6g　　防　风 6g　　蝉　衣 6g　　生薏苡仁 30g

芦　根 10g　　白茅根 15g　　玄　参 10g　　白鲜皮 10g

地肤子 10g　　生甘草 6g　　羚羊粉 0.3g$^{(冲)}$

7 剂，日 1 剂，水煎服。药后痊愈。

【按语】该患者为单纯性的皮肤丘疹、白头粉刺、脓疱，无其他伴见症状，故诊断为肺经风热型痤疮，治疗以清泻肺热、凉血解毒为主。因皮疹较重，兼见脓疱，故重用清热解毒药，在桑白皮、黄芩、炙杷叶、蒲公英、连翘基础上又加入白花蛇舌草、金银花、野菊花，并重用生薏苡仁、白芷清热除湿，减少油脂分泌。生地黄、芦根、玄参、白茅根凉血清热。因其瘙痒明显，故选用荆芥、防风、蝉衣、白鲜皮、地肤子等祛风止痒药物。诸药合用疹退、痒止，疗效甚佳。

大医精诚万世师表

验案二

刘某,女,50岁,2013年4月20日初诊。主诉:双颊部多发红色毛囊性丘疹1月余。1个月前双颊部多发红色毛囊性丘疹,无痒痛。末次月经3月30日,经行腹痛隐隐,带经5日,色量可。眠轻、多梦。舌淡,苔淡黄腻,脉沉细。素有贫血病史。

中医诊断:痤疮(气血亏虚,湿热蕴结型)。

治法:益气养血,清热祛湿。

方药:

太子参 20g　　生黄芪 12g　　当　归 6g　　麦　冬 10g

女贞子 10g　　旱莲草 10g　　桑白皮 10g　　黄　芩 10g

连　翘 10g　　生地黄 15g　　玄　参 10g　　夏枯草 10g

紫苏梗 10g　　藿　香 10g　　白豆蔻 6g　　熟大黄 10g

丹　参 15g　　首乌藤 10g　　生甘草 6g

7剂,水煎服。

二诊(2014年6月11日):患者初诊7剂药后效佳,又自购服药2周. 面部丘疹消退,无新发。眠轻、多梦。舌淡,苔淡黄腻,脉细弦。方药:

太子参 20g　　生黄芪 12g　　当　归 6g　　麦　冬 10g

女贞子 10g　　旱莲草 10g　　桑白皮 10g　　黄　芩 10g

连　翘 10g　　玄　参 10g　　阿胶珠 10g　　炒枣仁 20g

紫苏梗 10g　　藿　香 10g　　白豆蔻 6g　　熟大黄 10g

丹　参 15g　　首乌藤 10g　　生甘草 6g

7剂,水煎服。

【按语】患者年已五旬,肾精亏虚,且素有贫血病史,因此患者痤疮发生以正虚为本,湿热为标,故治疗当以补虚固本为主，清热祛湿为辅。药选太子参、生黄芪、当归、阿胶珠益气养血；麦冬、女贞子、旱莲草养阴益肾填精；两组药合用扶正治本。桑白皮、黄芩、连翘、熟大黄清泻肺热，通腑泻热；玄参、生地黄、丹参清热凉血活血；紫苏梗、夏枯草疏肝理气，清肝泻火；藿香、白豆蔻芳香化湿；诸药合用祛邪治标。痤疮减轻后减少清热药的使用，而加重养血安神之力。

十九、湿　疹

（一）病因病机及诊疗思路

湿疹是由多种内外因素所致的过敏性皮肤病，多形性皮疹，对称分布，瘙痒剧烈，常反复发作。根据发病部位不同又有手部湿疹、乳房湿疹和外阴、阴周肛口湿疹几种特殊湿疹。根据其病程分为急性、亚急性和慢性。急性期皮损以疱疹为主，有渗出倾向；慢性期以苔藓样变为主，易反复发作。历代中医文献中有关湿疹的病因病机的记载很多，不断深入。《素问·至真要大论》病机十九条中指出："诸痛痒疮，皆属心也；诸湿肿满，皆属于脾。"揭示了病虽在表，却本于脏腑。隋唐时期突出了风、湿、热外因的致病作用，明清时期注重内在脏腑、血分的病变。

李老认为湿疹发病首先责之于先天禀赋不足，属过敏体质；继而后天饮食不节，过食腥发、肥甘厚味、饮酒太过，伤及脾胃，脾虚湿热内蕴；兼感风、湿、热邪；内外合邪，发为湿疹。风盛则痒；热盛则皮疹红肿、灼热。湿性重浊、黏滞，故病程较长，迁延难愈，或反复发作；湿热蕴久耗伤阴血，致血虚血燥，肌肤失养而粗糙肥厚，苔藓样变。总之，湿疹源于风、湿、热邪，而以湿为本。

急性湿疹中医称为浸淫疮。张仲景在《金匮要略·疮痈肠痈浸淫病脉证并治》中有"浸淫疮，黄连粉主之"的记载。李世增教授认为急性湿疹风、湿、热邪俱重，治疗以清热利湿、清热凉血、祛风止痒为主。常用金银花、连翘、野菊花、白花蛇舌草清热解毒；清热利湿的生薏苡仁、黄柏、萹蓄，与健脾祛湿的苍白术、茯苓等合用祛除湿邪；生地黄、丹皮、赤芍、玄参、白茅根清热凉血；地肤子与白鲜皮、荆芥与防风、蝉衣祛风止痒。临床根据风、湿、热的偏重不同加减使用，效果显著。

慢性湿疹多由急性、亚急性湿疹发展而来，病久血虚、血燥生风，故治疗以养血活血、凉血清热为基础，"治风先治血，血行风自灭"；同时兼以健脾祛湿，除风止痒。李老常用生地黄、芦根、白茅根清热凉血，合用当归、丹参养血活血；金银花、连翘清热解毒；桑白皮、黄芩清热燥湿；黄芪、白术、茯苓、生薏苡仁健脾渗湿；地肤子与白鲜皮、荆芥与防风、蝉衣祛风止痒。

（二）典型医案

验案一 慢性湿疹

王某某，男，42 岁，2012 年 8 月 20 日初诊。主诉：周身皮疹，瘙痒，半年余。周身发红丘疹，连绵成片，无渗水流脓，瘙痒难忍，阴囊潮湿。舌红苔黄腻，脉滑。

中医诊断：湿疹病（湿热内蕴证）。

治法：清热祛湿，祛风止痒。

方药：二妙散合藿香正气散加减。

金银花 20g	连 翘 12g	藿 香 10g	佩 兰 10g
紫苏梗 10g	炒白术 10g	姜半夏 10g	橘 红 10g
土茯苓 30g	苍 术 6g	黄 柏 6g	丹 皮 10g

白茅根 20g　　丹　参 15g　　白花蛇舌草 20g 白鲜皮 12g

生甘草 6g

7 剂，水煎服。

二诊（8 月 27 日）：服药 1 周，皮疹减轻，瘙痒遇热加重。阴囊潮湿，舌红苔黄腻，脉滑。上方加重白鲜皮用量 20g，加乌梢蛇 6g，野菊花 10g，菊花 12g，羚羊粉 0.3g（冲）。7 剂，水煎服。

三诊（10 月 8 日）：服药 1 月，皮疹消退，瘙痒明显减轻。舌淡红，苔淡黄腻，脉滑。上方加三七 10g，续服 1 月。随诊基本痊愈。

【按语】患者皮疹，阴囊潮湿及其舌脉，均支持其为典型的湿热证，故李老选用清利三焦湿热之法。金银花、连翘清宣上焦，藿香正气理气化湿和中焦，二妙散清热利湿，清下焦。丹参活血，白花蛇舌草清热解毒，白鲜皮止痒。二诊皮疹减轻，遇热加重，故加重清热解毒、通络止痒药。三诊皮疹基本消退，久病多瘀，故加三七活血祛瘀，续防其复发。

验案二　慢性阴囊、肛门湿疹

冉某某，男，44 岁，2014 年 11 月 24 日初诊。主诉：下肢阴囊、腹股沟潮湿，皮疹、瘙痒 2 年。2008 年下肢皮肤出现皮疹、瘙痒，反复发作。2009 年因患"嗜酸性粒细胞增多症"进行治疗，治疗过程中皮疹、瘙痒痊愈。2013 年初先出现下肢皮肤瘙痒，皮疹溃破流水，结痂后逐渐蔓延至阴囊、肛门，经中西医多方治疗，下肢皮疹、瘙痒痊愈，但遗留皮肤色素沉着，阴囊、腹肌沟瘙痒甚，局部潮湿，少量皮疹。便溏日 2 次，小便正常。舌暗红，边齿痕，苔白黄，有裂纹；脉弦细。

中医诊断：顽湿病（脾虚湿滞，血虚风燥证）。

治法：健脾祛湿，养血祛风。

方药：

生黄芪 15g	茯　苓 12g	炒白术 10g	山　药 20g
金银花 15g	连　翘 12g	芦　根 10g	白茅根 20g
当　归 10g	丹　参 15g	白花蛇舌草 15g	白鲜皮 12g
地肤子 15g	防　风 10g	鸡血藤 15g	生地榆 10g
炒槐花 10g	枳　壳 10g	仙鹤草 15g	羚羊角粉 0.3g(冲)
三七粉 3g(冲)	生甘草 6g		

7 剂，水煎服。

二诊（12 月 1 日）：药后阴囊、肛周皮疹除，虽时瘙痒，但明显好转，多梦，便溏，舌脉如前。方药：

生黄芪 20g	北沙参 12g	百　合 12g	黄　精 12g
炒白术 6g	苍　术 6g	茯　苓 12g	金银花 20g
连　翘 12g	蒲公英 10g	白花蛇舌草 15g	黄　芩 10g
黄　柏 10g	黄　连 6g	白鲜皮 10g	地肤子 10g
益母草 15g	白茅根 30g	玄　参 10g	丹　皮 10g
炒槐花 10g	生地榆 10g	生甘草 6g	三七粉 3g

14 剂，水煎服。

三诊（12 月 29 日）：药后偶觉瘙痒，便溏，日 1~2 次，舌红有裂纹，苔薄白，脉弦。方药：

连　翘 12g	鸡血藤 10g	生石膏 30g(先)	金银花 20g
升　麻 10g	白　芍 10g	郁　金 10g	枳　壳 10g
醋柴胡 10g	生　地 20g	玄　参 12g	赤　芍 10g

防　风 10g　　生地榆 10g　　　荆　芥 10g　　　白鲜皮 10g

地肤子 10g　　白头翁 10g　　　黄　柏 10g　　　熟大黄 10g

生甘草 6g　　羚羊角粉 0.3g^(冲)　　三七粉 3g^(冲)

14 剂，巩固疗效。

电话随访（2015 年 5 月 30 日）：患者自述局部偶有瘙痒发作。病情稳定。

【按语】该患者患外阴、阴囊和肛门慢性湿疹。慢性湿疹多由急性、亚急性湿疹转化而成，病久血虚燥生风，多兼脾虚湿蕴，以本虚标实为主。本例湿疹患者就诊时除阴囊湿疹为重，另有两点值得注意，一为血液病病史伴随于湿疹发病中；另则大便稀软，脾虚便溏。治疗除清热除湿止痒外，要重视健脾、凉血活血养血之品的应用。故李老以芪、术、芩、草（仙鹤草），健脾祛湿，脾气健运，运化水液功能正常则湿无所生。生地、赤芍、丹皮、芦根、茅根清热凉血，当归、丹参、三七、鸡血藤养血活血，治风先治血，血行风自灭。取三黄、银翘、公英、白花蛇舌草清热解毒，荆芥、防风、白鲜皮、地肤子祛风止痒。更以地榆槐花作为引经药，引药下行，直达病所。全方标本同治，取效甚佳。

二十、头 疮

（一）病因病机及诊疗思路

头疮，现代医学称头部多发性毛囊炎，是临床常见的一种皮肤病。头部毛囊炎是由于毛囊细菌性感染发生脓性炎症，其病原菌主要是葡萄球菌，有时也可分离出表皮葡萄球菌。不清洁、搔抓及机体抵抗力低下可为本病的诱因。现代医学常认为是机体免疫力低下，继发细菌或真菌感染所致。表现为头部多发性毛囊炎，伴瘙痒疼痛，往往此起彼伏，对患者日常生活造成很大的困扰。对于头疮的发病，李老认为是正气不足，邪毒蕴结所致，主张分期辨证、分型治疗，治疗遵循早期，以消为贵；疮疡中期，顾护脾胃，疮疡后期，强调扶正固本等治则。李老师治疗头疮病遣方用药特点为后学者提供了宝贵的经验。

1. 疮疡早期，以消为贵

李老认为，疮疡早期善用消法可以使疾病得以消散。消法，是指运用不同的治疗方法和方药，使初起的肿疡得到消散，而不致邪毒结聚成脓，主要用在肿疡早期即未成脓阶段和非化脓性肿块疾病。消法之应用有其严格的适应范围，主要应用在各病早期，尚未化脓的阶段，因此应用时要首先判断是否已成脓，若脓成用之则易致毒散不收，气血受损，迁延难愈。

2. 疮疡中期，顾护脾胃

李老认为，头疮因常反复发作，经久难愈为其特点，病人来诊时，多经多家医院多位医生反复诊治，对治愈信心不足。查阅病历，前医们多用清热解毒、抗生素等治疗无效。此时必转变治疗思路！此时一定要详细问诊，特别是要询问脾胃相关情况，脾胃是后天之本，气血生化之源，气血为疮疡化毒之本，脓为气血所化。脾主肌肉，脾主四肢。疮疡多发生于人体肌表及四肢。李老认为，脾胃和气血盛衰与疮疡的发生、发展、变化与顺逆转化密切相关。脾胃健盛则正气充足，内外之邪不易入侵，疮疡无从发生，或易于起发、破溃及生肌收口；脾胃损伤，则生化乏源，气血津液不足，疮疡难以起发、破溃及溃后疮面难敛。尤其在疮疡七恶辨证中，更注重脾胃是否衰败，如虽患重症，脾胃未败，乃"得谷者昌"，尚有起死回生之机；如脾胃已败，则百药难施，乃"绝谷者亡"，多凶险难治。

3. 疮疡后期，扶正固本

扶正，就是扶助正气；固本，就是调护人体抗病之本。《景岳全书·虚损》精辟论述："虚损伤阴，本由于五脏，各有所主，然五脏证治，有可分者，有不可分者。如诸气之损，其治在肺；神明之损，其治在心；饮食肌肉之损，其治在脾；诸血筋膜之损，其治在肝；精髓之损，其治在肾；此其可分者也。然气主于肺，而化于精；神主于心，而化于气；肌肉主于脾，而土生于火；诸血藏于肝，而化于脾胃；精髓主于肾，而受之于五脏；此其不可分者也……故凡补虚之法，当明其阴阳升降寒热温凉之性，精中有气，气中有精之因。"肾为先天之本，脾为后天之本，益阴扶阳，培补脾肾，既可增强人体内在抗病能力，促进生理机能的恢复，又可以达到正复邪退治疗疾病的目的。因此，扶正固本，是中医治则的基本大法之一。李老认为，黄芪为补气生血，升阳举陷，益卫固表，托毒生肌，利水退肿之要药。治疗疮疡后期，气血皆虚，伤口不愈，李老在疮疡后期，必用且重用生黄芪，常用内补黄芪汤，黄芪与麦冬、熟地黄、人参、白芍、肉桂等配伍，补益气血，养阴生肌。诸药共使气血充盛，促进腐去肌生。

4. 头疮辨证，注重上中二焦

由于本病没有特异性治疗，往往成为慢性发作，迁延不愈，给病人带来很大的痛苦。李老从临床实际出发，发现患者多为形体肥胖的男性，平素饮食不节，导致肺胃壅热、热毒上熏于头顶和面部而发病。故提出治疗的重点在于宣肺健脾、清热解毒，坚持治疗能取得较好的疗效。

（二）典型医案

侯某某，男，43 岁，2018 年 12 月 5 日初诊。主诉：反复头部脓疮 3 年。头皮、发际线生"脓疮"，疼痛，反复发作，多服清热解毒之品效差。平素阳痿，大便黏，睡不实，纳可，小便调。舌边红，偏暗，苔白；脉弦细。糖尿病病史 13 年，胰岛素降糖治疗；高血压病史，未规律服药。阳痿、慢性咽炎、脂溢性脱发病史。查 BP：180/100mmHg。专科、辅助检查：无。

中医诊断：头疮（湿热壅滞）。

治法：清热解毒利湿。

方药：

生薏苡仁 30g　生地黄 20g　　玄　参 12g　　丹　皮 10g

金银花 20g　　蒲公英 15g　　连　翘 12g　　丹　参 15g

桑白皮 10g　　黄　芩 10g　　白茅根 30g　　川贝母 6g

浙贝母 6g　　白花蛇舌草 15g　车前子 10g　　生牡蛎 20g

陈　皮 10g　　藿　香 10g　　化橘红 10g　　炙甘草 6g

14 剂，水煎服，日 1 剂，分两次服。

二诊（12 月 12 日）：近 1 周头皮及面部毛囊炎已经结痂，新发的仅有 2 个，熬夜后发作。仍大便黏。查 160/110mmHg。舌红，苔白腻；脉弦细。继续健脾除湿、清热凉血、消疮治法。方药：

生薏苡仁 30g　生　地 20g　　玄　参 12g　　丹　参 15g

桑白皮 10g　　黄　芩 10g　　金银花 20g　　连　翘 12g

蒲公英 15g　　白花蛇舌草 15g 赤　芍 10g　　丹　皮 10g

白茅根 30g　　白鲜皮 10g　　地肤子 10g　　焦栀子 6g

竹　叶 10g　　黄　柏 6g　　黄　精 15g　　羚角粉 0.6g$^{(冲)}$

生牡蛎 20g$^{(先)}$　炙甘草 6g

14 剂，水煎服。

三诊（2019 年 1 月 23 日）：服前方未再新发脓疮，大便黏好转，舌有齿痕，淡红，苔黄白厚腻；脉弦，沉取欠有力。方证同前，继服原方 14 剂巩固疗效，加连翘败毒丸中午服。

【按语】本病初起时为一个或多个皮损，逐渐增多，时破时敛，或此愈彼起，反复发作，日久难愈。其病程经过十分缓慢，常可迁延数年或十余年。如不治疗，很难自愈。本病治疗西医没有很好的治法，仅外用抗感染药膏治疗。而中医辨病辨病论治，改变患者体质，从根本上减少复发，减轻或缓解病情。患者糖尿病、高血压病史，血压、血糖控制不佳。糖尿病属中医消渴病范畴，久病素体燥热伤津，上消可见口干咽干，中消可见消谷善饥、脾虚大便不成形，下消可见腰膝酸软、阳痿等，本患者上、中、下症状均可见。加之血压控制差，舌边红、脉弦，是肝火内盛之征。故素体肺、脾、肾不足，肝火内盛，气虚津液运行不利，湿邪内生，湿热相合，蕴结于肌肤而发，热盛肉腐成脓，故可见头部"脓疮"样丘疹。治以健脾除湿、清热凉血、消疮为法。基于本案辨证分析，方用金银花、蒲公英、连翘、白花蛇舌草清热解毒，桑白皮合黄芩清上焦邪热；生地黄、玄参、丹皮、丹参、白茅根凉血活血；生薏苡仁、车前子、川贝母、浙贝母、陈皮、化橘红、藿香除湿化痰、排脓消疮；薏苡仁合生牡蛎散结消疮。再诊，查其舌红，苔白腻，湿热内蕴之征仍盛，方用生薏苡仁、白鲜皮、地肤子健脾清利湿热，生地黄、丹皮、赤芍、玄参清热凉血养阴，桑白皮、黄芩、金银花、连翘、蒲公英、白花蛇舌草清肺胃内热；焦栀子、竹叶加强清热作用，竹叶合白茅根合用起到引头颈之热下行从小便而解的作用。而患者高血压病史，两次就诊血压均较高，且舌红、脉弦，考虑肝火上炎，加生牡蛎、羚羊角粉清肝热、稳定血压。湿与热相合，致使病情缠绵难愈，故治疗上清热、化湿利湿并用，分清湿与热的轻重，选方用药，方能药到病除。

下篇　零金碎玉

大医精诚 万世师表

一、浅识中医养生保健

所谓养生，就是寻找一种方法，适合于自己的方法，去滋养自己的生命，使自己的生活从容、自由，使自己拥有饱满的精神和从容自由的生活，结合一起，这就是所谓养生的目的和养生的内涵。

李世增教授认为"生"包括生命和生活两个含义。养生的目的是使生命健康、长寿，生活从容、自由。健康重要的是精神饱满，但不紧张。对长寿要有正确的认识：有生就有死，这是规律。所谓长寿，就是把生死看开了，生命的规律是生、长、壮、老、已，渴望长寿，但不执着，人的一生，应该活得有生生之气，生机勃勃。所谓从容，是指自由，但不能慵懒。每个人，在红尘穿梭中忙碌，承担着各种责任，如果没有心游万仞的潇洒与恬淡，生活就无味，生命就无法变得健康、美好。李老认为，要做好养生，应注意以下各方面内容。

（一）正确的人生观、价值观是养生的前提

中国古代的养生，要求人们做到"养德""驭欲""明理""控制好七情六欲"。如《淮南子·缪称》曰："天下有至贵而非势位也，有至富而非金玉也，有至寿而非千岁也，原心反性，则贵矣，适情知足，则富矣，明死生之分，则寿矣。"老子曰：夫所谓圣人者，适情而已，量腹而食，度形

而衣，节乎己，而贪污之，心无由生也。这是所谓圣人的境界，也是养生人所需要的。

（二）文化是健康保健的软实力

文化软实力对健康的作用，比医药这些所谓的硬实力更有持久性，更能大众化。传统文化，知识、智慧会引领人们做到大健康。农村很多人没有文化，也没有医学知识，为什么能健健康康地活到八九十岁，甚至超过百岁，靠的是诚恳、善良，心态平和，勤劳俭朴这样的一些传统文化。很多名人都健康长寿，也给我们以启示。如俄国著名生理学家巴甫洛夫曰："快乐是养生的唯一秘诀。"明代思想家李贽75岁写成一部《藏书》；语言学家周有生100岁完成《百岁新稿》；国学大师梁漱溟曰："不求长生，不虚此生。"他对生死看得开，一生勤奋，一路坎坷，经历人生大起大落的磨难，活到95岁高龄，他长寿的奥秘就是淡泊无我，顺乎自然。多读读他们的著作对我们做人、养生很有帮助，他们的书，讲的多是跟人生和社会有关的大智慧。读这类书，能让人安静下来，能启迪人的心智，许多内容是心灵的明灯，是健康无形的支柱。

（三）中医学养生保健的特点

《灵枢·本神篇》曰："智者之养生也，必顺四时而适寒暑，和喜怒而安居处，节阴阳而调刚柔；如是则僻邪不生，长生久视。"《素问·上古天真论》提出养生的四种人："真人者，无为而成。至人者，有为而成。圣人，治未病。贤人，治已病。"也明确了养生的方法：虚邪贼风，避之有时。恬淡虚无，精神内守。淳德全道，和于阴阳。外不劳形于事，内无思想之患。提出"保精，敛气，守神"的重要性。此外，《素问·四气调神大论》提出四季养生的方法："春三月，此为发陈，夜卧早起，广步于庭，逆之则伤肝。夏三月，此为蕃秀，夜卧早起，勿厌于日，逆之则伤心。秋三月，此谓容平，收敛神气，使肺气清，逆之则伤肺。冬三月，此谓闭藏，早卧晚起，必待日光，逆之则伤肾。"《素问·阴阳应象大论》提出阴阳平衡是治病之本，其实也是养生保健之本："阴阳者，天地之通，万物之纲纪……治病必求于本。"中医重视治未病，以预防为主的相关理论及实践，是中医学养生保健的显著特点。

（四）心态养生是养生之本

现代社会，虽然生活水平不断提高，却伴随着各种病理指标的增加，很多疾病层出不穷，威胁到人们的健康和生活幸福。收入增加却引来高额的医疗费用，因病反贫，因病丧家亡身的情景，屡见不鲜。

社会压力增加，与追逐名利有一定的关系。司马迁《史记·货殖列传》曰："天下熙熙皆为利来，天下攘攘皆为利往。"意思是说天下人为利益蜂拥而至，天下人为利益各奔东西。后世儒家对此说法有所鄙弃，扣上了"利欲熏心"的帽子。但人活在世上，追求好的名气，寻求利益，这是正当地改善生活、追求幸福，并不奢侈。奔小康社会是我们社会的价值观，但应淡泊名利，而不是不要名利，也就是西方人说"不要成为金钱的奴隶"。

佛教经典《楞严经》曰："一切法从心生。"意思是说思想决定行为，行为形成习惯，习惯养成性格，性格决定健康的命运。故对于养生，我们首先要思考：什么样的思想能常保健康？什么样的思想会导致疾病？

人的身体如同一个国家，是一个多元素的组合，无数的细胞组成了组织，组织形成器官，器官形成系统，是一个密不可分的有机体。那么是谁指挥这个有机体呢？现代医学说是大脑，中医说是心。一个人从母腹中开始，家庭、幼儿园、学校、社会，从小到大获得的都是正能量的信息，他就会身心健康；反之，如果得到的是负能量的信息，身心就会被毒化，导致疾病，失去健康。《黄帝内经》曰：喜伤心，怒伤肝，思伤脾，忧伤肺，恐伤肾。提出七情与健康疾病的关系。心态养生，就是通过一些方法，调整心态，达到预防疾病和恢复健康的目的。调整心态是心态养生的核心，可分为自调和他调两种。

如何来调整心态呢？除以上讲的正常的人生观、价值观、知识、文化等内容以外，儒家、佛家、道家等的大智慧，都是调整心态养生须借鉴的。

1. 儒家提出"仁者寿"，以仁为核心并衍生出孝、悌、忠、信、礼、义、廉、耻八德，认为仁慈博爱养肝，好学感恩养肾，尊重赞美养心，自信平等养脾，谦卑宽容养肺。

2. 佛家提出"放下"，"慈悲"。放下烦恼，回归自性，回归到真实状态。认为舍养肝、和养心、慧养肾、虚养肺、诚养脾，反之则贪伤肝、嗔伤心、痴伤肾、谩伤肺、疑伤脾。现代医学认为大喜、大怒、浮躁、忧郁的情绪会导致人体体质变成酸性，酸性体质是万病的根源，而佛家主张的慈悲、清静可使人体常保持弱碱性状态，有利于身体健康。

大医精诚 万世师表

3. 道家的核心思想是"无为""不妄勤"，佛家告诫人们善因善果、恶因恶报的自然规律，儒家告诉人们爱人如己这一真理。

（五）自我养生方法

养生的方法很多，很丰富。如健体养生，书画养生，饮食养生，娱乐养生，中医保健养生，心态养生等。但须注意：养生要做一个内心清晰的人，不要跟潮，不要随波逐流。一定要寻找合适自己的方法和内容。李世增教授年过八十，身体健康、精神矍铄的秘诀与他平时注重养生保健密切相关。他的养生方法总结为如下五方面。

1. 养生的基本应保持平常心。以人往高处走（努力、攀登）、水往低处流（顺其自然）为警言，遇到困难时告诫自己保持一颗平常心。

2. 十二字养生诀：饮食有节、起居有常（遵常规，适应变化）、心平气静（能够时刻放下）。对于饮食，关键是有度。譬如饮酒，仅饮一，绝不饮二（小杯）；李老甚爱梅菜扣肉，但每吃仅三片，绝不再吃第四片；饮茶，不饮浓茶。即凡是吃的东西，绝不说不，适量而止，自己始终掌握好度。

3. 五个法宝。一宣泄：常用歌舞宣泄，尽管五音不全，仍喜欢唱走调的歌曲，面向大自然，星辰日月、花鸟林木是最好的听众；跳舞会踩人脚，就自己放音乐跳，跳得一身汗，一身轻松，最快活。二凝神：包括书画凝神，提起笔，蘸好墨，全神贯注，笔尖不走神，每天写上几笔，赛过活神仙；自认跳得最好，唱得最棒，写得最好，其实就是二百五。相信"笑一笑十年少，愁一愁白了头"，故而快乐豁达。三警言："我改变不了世上的一切；我会适应世上的一切"。四治未病：有病及时就医，最好是无病先防，自己治未病。中医有"不治已病治未病"的说法，防止"斗而铸锥，渴而穿井"。五开卷有益：每天看书识字，增加精神食粮，以开眼界、增知识、明事理。

4. 夫妻互助养生五法，包括互相提醒法、监督法、为你健康法、协调法、捏脊法。

5. 常用保健方，即代茶饮方：基本组成包括西洋参、枸杞子、麦冬、贡菊花、玫瑰花、生甘草。每日各药 1~2g，泡水代茶饮，有益肾健脾、清肝宁神之功。

此外，坚持八段锦锻炼以强身益寿。

大医精诚万世师表

二、内生火热，诸病
丛生之调养篇

随着社会的发展，人们生活水平逐渐提高，在饮食膏粱厚味增加，穿着、居住保暖有方，社会竞争加剧而精神压力增加，沉迷电子产品而影响睡眠，加之便捷的交通导致人们运动量减少等等因素的影响下，内生火热相关诸疾发病明显增加。

火性炎上，火与热同类，火热又称内火、内热，均属阳性。火为热之极，热为火之渐。内生火热的机制包括：气有余（阳气过亢）便是火；五志之火，指五志过极化火，例如肝郁气滞，气郁化火；邪郁化火，如寒邪化热，湿郁化热，痰郁化热，食积化热，瘀血积热；阴虚火旺，例如精亏、阴伤，虚火内生，阴虚阳亢。《灵枢·本脏》曰："有诸内者，必行诸外"，"视其外应，以知其内脏则知病矣"，提示人体是一个有机的整体，内脏有病则可反映到体表，故五官九窍是内火的出气筒，如心开窍于舌，心火可见舌尖红；肝开窍于目，肝火可见目红；肾开窍于耳，肾火可见耳聋、耳鸣；肺开窍于鼻，肺火可见鼻红赤；脾开窍于唇，脾火可见唇红。而火之辨证分虚实两端，阳盛则热为实火，阴虚生内热为虚火，调理当遵《素问·至真要大论》所言："谨察阴阳所在，而调之，以平为期。"

（一）了解自身体质特点而调理

《医门棒喝·人身阴阳体用论》曰："治病之要，首当察人体质之阴阳强弱，而后方能调之使安。"《医述·湿》记载："总宜辨其体质阴阳，斯可以知寒热虚实之治。"体质决定了疾病的发生、疾病的性质及转化、病情的轻重、病程的长短及预后等等方面，因此治疗应在辨别体质的基础上进行。李世增教授属于阳盛体质，平素易上火，故对内生火热诸疾的调理颇具经验。

李老年轻时，体质为阳盛实火为主，表现为形体壮实，精力充沛，声高气粗，喜凉怕热，易激动而面赤时烦，口渴喜冷饮，若病则易从阳化热。李老年轻时有肾结石病史，多次发作，剧烈的腰痛。肾结石属于中医"石淋"范畴，因膀胱湿热，煎熬津液成石，属于实火。李老以单味金钱草大量煎水，频频饮用，并结合跳动，排出结石。对于阳盛实火体质，平素调养应注意以下几个方面。

1. 精神修养：阳盛之人好动，易发怒，故平日要加强道德修养和意志锻炼，培养良好的性格，用意识控制自己，遇到可怒之事，用理性克服情感上的冲动。

2. 体育锻炼：积极参加体育活动，让多余阳气散发出去。游泳锻炼是首选项目，跑步、太极拳等。

3. 饮食调理：忌辛辣燥烈食物，如辣椒、姜、葱等，对于牛羊肉宜少食用。酒性辛热上行，阳盛之人切戒酗酒。可多食水果、蔬菜，像香蕉、西瓜、柿子、苦瓜、番茄、莲藕，可常食之。

4. 药物调养：可常用菊花、苦丁茶沸水泡服。

《素问·阴阳应象大论》云："年过四十，而阴气自半也"。李老年老之时，体质为阴虚阳盛之虚火为主，患病则常见虚实夹杂。阴虚体质，因阴液亏少，以口燥咽干、手足心热等虚热表现为主，一般体形偏瘦，常症见手足心热，口燥咽干，鼻微干，喜冷饮，大便干燥；性情急躁，外向好动，感邪易从热化。如李老年老时较年轻时易感冒，且感冒症状重（正气不足），易化热（阳盛），常见咳嗽、痰咳嗽、吐黄痰，黏痰，咽后干痛痒，鼻塞流涕。治疗早期（肺经，在表）宜清散除肺热，可酌选桑菊饮、银翘散、板蓝根之类；中期（肺胃气分，邪热熏蒸）宜清泻，选银翘白虎汤之类；晚期遗留干咳，晨起咯痰黏稠、咽喉不利，多以清补之法，以茶饮方治疗，如麦冬、贡菊、桔梗、甘草、青果等。

（二）肺热篇

肺主气、司呼吸，肺为华盖，肺位于胸腔，居五脏的最高位置，有覆盖诸脏的作用，肺又主一身之表，为脏腑之外卫，抵御外邪、统领一身之气。肺为娇脏，易受外邪侵袭。肺热最易侵袭肌表、鼻子、咽喉。

常见肺热病证包括：

（1）感冒：易从热化，生热生痰，常见感冒后咳嗽，咽干咽痛、吐痰，甚而痰血、黄涕。

（2）烦心的痘痘：痤疮，中医称为"肺风粉刺"，好发于青春期男女，男性高于女性。粉刺、丘疹、脓疮、囊肿、结节等各种皮损，尤其在颜面，使人烦心，女孩更怕影响美容。引起痤疮的原因很多，其中肺热郁火、瘀血阻滞是造成痤疮的重要原因。防痤疮养生三句：汗孔通，气血畅，热毒清。

（3）反复不愈的慢性咽喉炎：中医称慢性咽炎为"虚火喉痹"，称慢性喉炎为"久喑"。咽喉为肺胃的门户，肺胃蕴热常为咽喉炎的病因。常表现为咽部不适，如火热干燥、微痛、发痒、异物感，痰黏，喉部不适，发声疼痛，声音嘶哑。防咽喉炎养生三句：防感冒，禁肥甘厚味，禁烟少酒。

（4）难看的酒糟鼻：以鼻色紫红如酒糟，皮损以红斑为特征，多为肺胃积热，嗜酒之人，邪热上蒸，气滞血瘀而致。

对于内生肺热诸病的一般调理方法包括药物、饮食等等方面。

（1）药物治疗：初期以实热为主，可服清肺抑火丸（功效：清热解毒，消肿利咽；主治：肺火咳嗽，咽红肿痛）；若以虚热为主，可用养阴清肺丸。

（2）饮食调理：吃清一色、五彩豆。清一色指萝卜、银耳、百合、马蹄、白果、梨等白色果蔬，因白色入肺，果蔬甘凉之品，可清肺热，化痰利气，分生吃、熟吃。如小儿习惯性便秘，肺热咳嗽，可用适量白萝卜加京白梨，煮水加少量冰糖，每天2~3次，则大便通、肺热清、咳嗽愈，效果很好，有清热化痰下气通便的作用。应注意以上诸品均性凉，胃寒之人慎用。五彩豆：包括黄豆、黑豆、红芸豆、绿豌豆、白花生。含大量维生素，增加营养，提高免疫力。

（3）茶饮方：实证以清肺利咽饮：菊花、麦冬、桔梗、生甘草，音哑加罗汉果。虚证以清补饮：桔梗、生甘草、麦冬、西洋参、枸杞子。每次每药2~3g，开水泡服，代茶饮，温服。

（4）保健操：两手托天理三焦。本操是《八段锦》其中一节，其中上臂从身体两侧上举，加强运动量和舒展力；加呼吸、提肛动作。作用：宣肺气、调脾胃、通大便。

【医案例举】　失音

2000年在香港同仁堂门诊时，一位歌唱演员，突然咽喉发不出声，且一周无大便而来诊。据患者说，因某种原因未能登台表演而突发此病。中医属木火刑金，金破不鸣而失音。多火之人，定要发泄，不然必生他患，即中医在治法上有"火郁则发之"之说。治以清肺抑火丸口服，合清肺利咽饮代茶饮。3天而愈，第一天有了大便，第二天已渐出声，第三天恢复如常。

（三）肝火篇

肝为将军之官，肝为风木之脏，喜条达而恶抑郁，其气急而动，易亢易逆。肝主疏泄，具有疏通、舒畅、条达以保持全身气机疏通畅达，通而不滞，散而不郁的作用。肝通过其疏泄功能对气机的调畅作用，可调节人的精神情志活动。人的精神情志活动，除由心神所主宰外还与肝的疏泄功能密切相关，故向有"肝主谋虑"之说。肝主藏血，血充有调畅全身气机，使之气血平和的作用。

肝火证候主要有三种：

（1）肝火上炎证，是指肝脏之火上逆所表现的证候。多因情志不遂，肝郁化火，或热邪内犯等引起。临床表现为头晕胀痛，面红目赤，口苦口干，急躁易怒，不眠或恶梦纷纭，胁肋灼痛，便秘尿黄，耳鸣如潮，吐血衄血，舌红苔黄，脉弦数。本证一般以肝脉循行部位的头、目、耳胁表现的实火炽盛症状作为辨证要点。

（2）肝火横逆侮土，致脾胃升降失常，临床上除具肝气郁结的症状外，既可出现胃气不降的暖气脘痞、呕恶纳减等肝胃不和症状，又可现脾气不升的腹胀、便溏等肝脾不调的症状。

（3）肝火夹湿下注，即肝胆湿热证，是指湿热蕴结肝胆所表现的证候。临床表现为胁肋胀痛，或有痞块，口苦，腹胀，纳少呕恶，大便不调，小便短赤，舌红苔黄腻，脉弦数。或寒热往来，或身目发黄，或阴囊湿疹，或睾丸肿胀热痛，或带浊阴痒等。

对于肝火诸证的一般调理如下。

（1）药物治疗：对于肝火上炎及肝经湿热下注证候的治疗，以龙胆泻肝丸为主，兼冲服羚羊粉 0.3g，一日 1~2 次。龙胆泻肝丸，具有清泻肝胆实火，清利肝胆湿热之功效，临床作用很广，效果很好，主要是要抓住肝胆实火、肝胆经湿热为主要病理。如头痛、湿疹、肝胆病、风湿热关节病、痛风、盆腔炎、睾丸炎、淋证等。此药比较寒凉，久服伤胃，个别有肾损伤的报道，但少见。非常必要时，方中可加护肾药物。对于肝火横逆侮土之证的治疗，参考脾胃病的相关治疗内容。

（2）药物预防：自拟柔肝汤（组成：杭白菊 10g，杭白芍 10g，炒枣仁 20g，川芎 6g，玫瑰花 3g，生甘草 6g。功效：清肝热、养肝血、理肝气。使肝热不生，气血平和）。肝藏血，体阴而用阳；故用白芍、枣仁养血益肝，使肝体柔，肝阳不亢；肝主疏泄，用川芎、玫瑰花疏肝理气活血。甘草调和诸药。本人近几年常服柔肝汤，易生肝火的症状减少，次数也大为减少。

（3）茶饮方：自拟清肝养生饮，白菊花 2～3g，麦冬 2～3g，生甘草 2～3g，决明子 3～6g，功能清热明目、润肠排毒，以开水泡代茶饮，温服。血脂高者，可服自拟清肝降脂饮，菊花 2～3g，麦冬 2～3g，决明子 3～6g，枸杞子 3～6g，生甘草 2～3g。

（4）养肝保健操：频频出拳泄肝火，取八段锦其中一节"怒目冲拳增气力"，动作要领：每次出拳要半张口，加强宣泄气机的作用。作用：泄火，疏肝，宣畅气机。

【医案例举】　阳痿

某某，男，40 岁，富商。患阳痿，早泄年余，平时饮食失节，商场时有得意或失意，致心情不稳。患阳痿早泄已有年余，求医数位，人参、鹿茸、海马等补肾之品，汤剂、药粉服已数剂，屡屡不见效果，很是忧虑。闻名求诊。根据病情，看舌察脉问症，辨证用药，早晚服柔肝汤，午服龙胆泻肝丸。方子开出去，患者交款时惊呆了。这么便宜的药能治病吗？他以前每次抓药，费用都在数千港元甚而上万，本次才几百，相差悬殊。这么便宜的药能治病吗？带着疑问，返回问李老，李老曰："治病药不在贵贱，在乎辨证用药。"在李老的鼓励下，经过半个月的调治，终于见效了，逐渐恢复了男子的阳刚之气。

李老按语：一般阳痿、早泄的治疗，益肾壮阳，温补之法是常法。但此案，因商场失意，肝气郁结，肝火内生，饮食失节，湿热内蕴，益肾壮阳之品非所宜。再加温补助阳药用了一年余，更火灼伤肝血。此案属肝经湿热下注，湿热之邪伤肾，致大筋软短，小筋弛张，软短为拘，弛张为痿。精关不固，故阳痿早泄。用柔肝清化湿热之法，标本兼顾，使湿热清，肝疏泄正常，而病自愈。

（四）心肾火篇

心主神明，为君主之官；五行属火，开窍于舌：口舌糜烂，舌尖碎痛。心火主症：轻则心悸、心烦失眠，多梦，言语过多；重则躁动不安，情志兴奋，甚则狂言乱语；心与小肠相表里，心火下炎，则出现小便黄赤，涩痛。肾五行属水，内寓真阴真阳，肾精为阴，肾气为阳，肾主骨，其华在发。肾火常为虚火，各种原因引起的肾阴耗损而导致的阴虚火旺。症见五心烦热、潮热盗汗、形体消瘦，脉虚而细。

范进中举发狂的故事，就是心火亢盛的典型代表医案。心火亢盛，下移于小肠（膀胱）之热淋，症见小便赤热，尿时灼热、腰痛拒按，或伴发热。可采用导赤散、八正散方剂治疗。口疮，临床常见的内火而生之症，以疼痛、灼热感、流涎、溃疡、反复发作为症状特点。"诸痛痒疮，皆属于心"，其病因与心火关系密切，但与五脏之火皆有关。因心火上炎而生，兼见心中烦热，睡眠不宁，小便黄赤，参选方为导赤散；因胃经实火而生，见口苦口臭、多食善饥、大便秘结，参选方为黄连清胃丸；因脾胃湿热而生，见食欲不振，大便溏而恶臭，参选藿朴夏苓汤；因阴虚火旺而生，见五心烦热、失眠盗汗，参选知柏地黄丸；若属肝郁化火，见口苦口干、两胁胀痛，可参选加味逍遥散。此外可配伍治疗口疮小验方：蔷薇花（或根）10g，野菊花10g。煎汤含漱或口服，每日1剂。生黑芝麻，每次量不限，嚼后将黑芝麻咽下或吐出。平素可常用清心养生饮：白菊花2～3g，麦冬2～3g，生甘草2～3g，淡竹叶2～3g。以开水泡代茶饮，温服。

斑秃，中医称为"油风"，俗称"鬼剃头"。特点是突然头发脱落，头皮鲜红光亮，可发生在任何年龄，但以青壮年为多见，过度劳累、睡眠不足、强烈的精神刺激为诱因，尤其是青壮年，血气方刚，过食辛辣，血热生风，阴津内耗，风热上扰窜于巅顶、毛发失荣，突然脱落，发为斑秃。肾五志为惊恐，兼或肾阳失于温煦，或肾阴失于濡养则发病。斑秃小验方：缬草10g，煎汤代茶，温服，每日1～2次。并根据病情选服朱砂安神丸、牛黄清心丸、杞菊地黄丸。同时鲜生姜切片，烤热后，反复擦患处，每日一次。

（五）脾胃火篇

脾胃为仓廪之官；脾主升，胃主降，五行属土，脾开窍于舌。脾阴不足常表现口舌干燥，唇红；胃火炽盛常表现为胃中嘈杂，消谷善饥，胃火上炎则齿痛龈肿，衄血。

难言的口臭：口臭的原因很多，如口腔溃疡、脾胃病、肺系疾病，其中胃火上逆引起的口臭是重要原因。推荐治口臭的小验方：爽口养生饮，藿香3～6g，白菊花3～6g，薄荷3～6g，生甘草3～6g，绿茶3～6g，开水泡，代茶饮，温服。

对慢性唇炎不可忽视：慢性唇炎，中医称为"唇风"，又称"驴嘴风"，症见唇肿胀、瘙痒、干裂出血、糜烂、脱屑，可发生于任何年龄，尤其中青年为多，反复不愈。数年甚至数几十年。有人可发展为唇癌。多因湿热病邪或贪凉饮

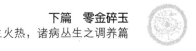

冷或嗜食肥甘厚味，助湿生热。湿邪入里，郁而化热，湿热相合，蕴结于脾，循经熏蒸于唇，故属脾热病证。推荐治慢性唇炎方：马齿苋 30g，金银花 20g，黄连 10g，煎水泡唇，每日 1~2 次。

大医精诚万世师表

三、更年期养生保健

（一）正确认识更年期

更年期是每个人的必经之路，是阴阳平衡的重新建立，人生的第二起跑线。不管你是男性还是女性都有更年期，不同的只是每个人在出现更年期时程度和表现不一样，有的人明显，有的人不明显。妇女更年期的年龄一般在 45~55 岁。现有提早或延迟趋势，年龄可在 40~60 岁，历时 10~20 年。中国妇女平均绝经年龄是 49.5 岁，80% 妇女在 44~54 岁间。《内经》说女性的生理规律以七为基数："女子五七阳明脉衰，面始焦，发始堕；六七三阳脉衰于上，面皆焦，发始白；七七任脉虚，太冲脉衰少，天癸竭，地道不通，故形坏而无子也。"男性更年期比女性迟些，一般出现在 50~60 岁之间，且发病缓慢，症状也较轻，约 30% 的男性在 40~70 岁时会经历男性更年期的临床症状。《内经》说男性的生理规律以八为基数，"七八肝气衰，筋骨不能动，天癸竭，精少，肾脏衰，形体皆极；八八则齿发去。"少数妇女由于机体不能很快适应，症状比较明显，但一般并不需特殊治疗。极少数症状严重，甚至影响生活和工作者，则需要药物治疗。近年来的医学研究认为，若能较好地度过更年期，那么进入老年后往往会较少患各种疾病。

更年期过程中，男性和女性共同的症状表现主要包括：

（1）精神神经症状：精神紧张、激动、易怒、敏感多疑、唠叨不休或冷漠；记忆力减退、注意力不集中、工作效率低下、睡眠障碍等。失眠较多见，可表现为不能入睡或入睡后极易惊醒而不易再度入睡，或多梦、早醒。重者安眠药也不能奏效。约1/3患者有头痛、头部紧箍感，枕部和颈部的疼痛向背部发射。也有人出现感觉异常，走路有漂浮感，登高眩晕，皮肤有划痕、瘙痒及蚁走感等。

（2）血管舒缩失调：潮热、潮红自胸部向颈部及面部扩散为阵阵上涌的热浪。一般潮红与潮热同时出现，胸部以上部位的皮肤有弥散性或片状发红，伴有出汗，汗后畏寒，易受凉而感冒。每天数次发作，持续数秒至数分钟。多在凌晨后觉醒时、黄昏或夜间。活动、进食、穿衣或盖被过多等热量增加的情况下或情绪激动时，症状易发作。

（3）心血管症状：假性心绞痛、心悸、胸闷等。症状易多变，发作易受精神因素影响。症状多，体征少，心功能检测结果良好。扩血管药物治疗无效。少数患者出现轻度高血压、舒张压不高，阵发性发作。

但一般男性普遍发病缓慢，病情隐蔽，症状也较轻，约30%的男性在40～70岁时会经历男性更年期的临床症状。此外女性因特殊的生理功能，具有不同程度的下列症状：

（1）月经改变：10%～15%的妇女突然停经，以后不再来潮，进入绝经期；65%左右的妇女月经周期逐渐延长，经期缩短，经量减少，渐渐停止。10%～20%的妇女发生更年期功血，表现为月经周期紊乱，经期长短不一，量少可至点滴，淋漓不尽，多者可大量出血，造成严重贫血，持续时间可由1～2天至数月不等；间隔时间可由数天至数月。

（2）泌尿生殖道改变：多出现在绝经后 3~5 年，表现为外阴瘙痒、阴道干燥、老年性阴道炎、压力性尿失禁和子宫脱垂、阴道壁膨出。

是不是过了更年期就意味着走向"衰老"了？过了更年期，主要标志是卵巢、睾丸功能退化，作为生物的人，我们完成了自然界赋予的生育繁衍职能。过了这个调整阶段，身体内部又建立了一种新的阴阳平衡。所以遵循自然规律，不回避更年期这个"坎儿"，也是要在这个阶段好好地呵护自己，是对自己今后 30 年甚至更长时间生活质量的负责。经过了更年期的调整，人生又将进入另一段美好时光，并非面色发黄、萎靡不振、老态龙钟，而是神采奕奕、睿智优雅、内心充实、宽容平和，散发出独特的魅力。

（二）平安度过更年期

既然更年期是每人无一例外都要经历的时期，没有其他办法可以避开，莫不如欣然面对它。认识到更年期的产生主要是肾气衰，精气不足，精虚则无以生，神乱形伤，使全身机能下降，每个人更年期都存在，但却只有部分人发生严重病症，所以发生与否与个人的特异体质、精神状态、生活环境等因素有关。即本人禀赋不充，七情所伤、家庭不和、人际关系复杂，产生强烈心理压力，加重躯体症状，影响心身健康。往往与思虑过度、多疑固执等致体内调节机制失调。正确的态度是既不要置之不理，也不要过分看重，调护为主，结合治疗以平安度过更年期。

1. 症状明显者：辨证论治，调整阴阳之平衡

求药饵，贵滋阴，人体阴液极其重要，一身之精液真精

皆为切要，而老年人又多精血不足，凡花甲之年，肝肾阴虚明显，所以用药治疗当生津补液，周环血脉。常用的药物是女贞子、旱莲草、枸杞子、黑芝麻、茯神、熟地黄、玉竹、阿胶等，以壮水制火安心神。临床根据患者的病情，多分为4个证型进行治疗，需要到医院请专业的医生诊治。

（1）阴虚火旺：治宜滋阴清火、补肾填精，选用知柏地黄丸、杞菊地黄丸、左归丸。

（2）肾阳不足：治宜温肾壮阳、益精培元，可选用右归丸、金匮肾气丸。

（3）心阴不足（脏躁）：治宜养心安神、甘缓和中，方用甘麦大枣汤加减。

（4）肝郁脾虚：治宜疏肝解郁、益气健脾，可选用逍遥丸、加味逍遥丸。

2. 注重调护

调护对平安度过更年期具有重要的意义。调护主要应突出调情志、节嗜欲、适劳逸、慎起居，要了解更年期是正常的生理过程，以乐观和积极的态度对待疾病，保持心理平衡，不因客观环境和工作、生活能力下降而致心理痛苦，要合理安排生活，饮食有节。同时更要定期作卫生咨询和健康检查，以排除或及早发现器质性病变。

（1）饮食有节：总的要求是三低两高一适，即低热量、低脂肪、低糖类，高蛋白、高维生素，适当的无机盐类。如瘦肉、鱼、虾、蔬菜瓜果，晚餐一定要清淡。浮肿的更年期妇女，适量饮用绿茶，利于消肿降压。还可用大枣、龙眼、红豆、糯米、莲子做进补食餐。可适量饮用低度红葡萄酒，每天30~50ml，于午餐、晚餐后或临睡前服用为宜。葡萄酒

大医精诚万世师表

果香纯正，清香可口，是较理想的更年期饮用食品。对烦闷、失眠、心绪不宁者有一定的镇静作用，亦有保健养颜之功效。建议多喝食用菌汤：食用菌包括平菇、香菇、草菇、木耳、猴头菇及冬虫夏草等，这些食用菌中含较高的各种维生素和钙、磷、铁等微量元素，用它们做成汤，不仅营养丰富，味道鲜美，而且可以增加人体免疫功能，软化血管，防止动脉粥样硬化，提高抗病能力，改善心烦及胃肠功能不适等症状。

可根据自己的症状，选用合适的药膳进行调养。推荐的药膳方：

①小麦合欢粥（小麦15g，合欢皮12g，大枣12g，甘草6g，适量大米），小麦大枣粥（小麦15g，大枣12g，玉竹10g，适量粳米）。小麦甘寒能调和肝阴，养心液。《本草纲目》记载："麦能养心气"，甘草、大枣能甘润缓急。清代《本草从新》："合欢，甘平，安五脏，和心态，令人欢乐无忧。"玉竹能养阴润燥，生津止渴。适量常服能养阴润燥，益心止汗，安神止汗，安神解郁，缓急和胃。

②桑叶菊花茶（桑叶6g，菊花5枚，用开水冲泡或煎汤，代茶饮），适用于头晕脑涨、烦躁失眠、视物不清、口苦耳鸣等更年期症状。

③桑椹膏：桑椹500g，加水煮极烂。另加冰糖200g，用文火收膏。每日2次，每次1匙，用开水冲服。适用于头晕目眩、失眠耳鸣、视物昏花、须发早白、健忘多梦等更年期症状。

此外可根据患者的证型采用药膳调理。

①肝肾阴虚：芝麻粥（黑芝麻10g，大米100g。将黑芝

麻用水淘洗，放入锅内炒后研磨成泥状，与大米同煮成粥，调味后食用）、枸杞子粥（取枸杞子 15～30g，粳米 50～100g，白糖适量。将枸杞子洗净，与粳米同煮为粥，调入白糖，早起空腹及晚间临睡前温服）。

②脾肾阳虚型：核桃莲子粥（核桃仁 20g，莲子 18g，芡实 18g，大米 60g，同煮成粥，调味后食用）、胡桃粥（取胡桃肉 30～50g，粳米 50～100g。先将胡桃肉捣碎，然后与粳米同煮为粥，每日早晚各温服一次）。

③心阴不足：桂圆百合粥（龙眼肉、百合各 30g，大枣 6 枚，大米 100g，冰糖适量，共煮为粥，早晚服食）、甘麦莲枣汤（甘草 6g，淮小麦 15g，麦冬 10g，莲子 15g，大枣 30g。将甘草、淮小麦、麦冬三味药先煎汁，再用药汁煮莲子、大枣服用）。

（2）情志调节：由于更年期是一个生理过程，因此多数女性都能安然度过，只有少数个性有偏差者，不擅心理调节而表现出较严重的症状或疾病。据报道，更年期综合征的诱因有 85% 是因为心理因素所致。因此，对于本病的治疗，除用药物滋肾宁心、柔肝等调治外，更需稳定情绪，勿过伤喜怒，正视挫折与不快，以积极的心态对待之，是安度更年期的关键。《医门法律》曰："志意和，精神定，悔怒不起，魂魄不散，五脏俱宁，邪亦安从奈何我哉。"故"精神内守，病安何来"。

积极乐观向上的生活态度。学会选择，学会放弃，拿得起，放得下，谋求精神上的独立，建立自己的生活目标，保持谦逊平和的心态，有意识地去克制"更年期坏脾气"。嘱患者注意一个"静"字，以静制动，静则神气内敛，阴气自生，心阴的滋养和肾阴的潜藏，心宁则神清智慧，肾实则精气志强，达到阴平阳秘，养性延年确是十分重要。静则能保持平和的心理状态，消除不必要的紧张。其次，要学会制怒，"怒伤肝"，也会给周围的人带来不和谐的氛围，于己于人都不益。再次，要及时进行心理宣泄。一是自我劝导，自我解脱，换位思考，舒缓情绪；二是借助他人进行心理释放。可以通过家人、朋友、同事等及时说出内心的感受，甚至大哭一场，将内心的郁闷宣泄出来。此外，夫妻间要互相体贴、安慰，及时沟通，关心病人的疾苦，倾听其诉说，并表示理解。态度要和蔼，不能厌烦，要善于开导解说，避免刺激对方。这些有助于夫妻携手，共同顺利度过更年期。

（3）行为调节：更年期体能趋于衰退，行为尤需注意调摄。《寿世保元》述"延年之术"曰："四时顺摄，晨昏护持；勿为无益，当慎有损；坐卧顺时，勿令身怠；行住量力，勿为形劳，悲哀喜乐，勿令过情；寒暖适体，勿侈华艳；动止有常；言谈有节；诗书悦心，山林逸出；身心安逸，四大闲散；救苦度厄，济困扶危。"这些方法，对更年期的行为摄护亦很有价值。

①建议多参加有益的社交活动，多交朋友。学会控制情绪，解除忧愁，遇事应该多换位思考，减少不必要的烦恼。

②协调好家庭生活，减少矛盾和不良刺激，防止孤独、寂寞、情绪波动，克服抑郁、焦虑的情绪。

③养成良好的生活习惯，建立有规律的生活制度。协调好学习和工作的关系、保持充足的睡眠、饮食均衡，尤其是应该立即戒烟及有效控制胆固醇的水平。因为有研究

表明，吸烟及高胆固醇水平会增加男性更年期提早发生的风险。

④坚持适当的体育锻炼：中年人，尤其是中年知识分子最大的问题是脑力劳动过多、体力活动过少。如太极拳、气功、健身操等。通过各种形体动作和意念活动，把练形、练神、练气糅合在一起，呼吸吐纳，身心松弛，以达疏通气血，调节身心，有利于身体康复。

⑤多参加有益的娱乐活动：唱歌、跳舞、书法等，培养乐观向上的情绪，既可活跃生活，又可增强体质，延缓衰老。用多方面的情趣爱好，来分散更年期出现的各种症状的注意力，减轻不适感。

（三）自身更年期调养

李老的爱人——朱桂茹教授也是一位名老中医，他们一起总结了自身的更年期调养，这部分内容更主要是朱老对自己平安度过更年期的总结。朱老师说她的更年期很短，症状亦轻，仅偶见烘热、汗出、心烦易急，但很快就过去了。他们更年期的养生之道突出三个字：静、动、吃。静则养心，动则养身，吃出艺术（饮食有度，香色味全，营养搭配）。

1. 做到早防、早治

朱老从45岁开始，经常间断性地服用两种中成药：早服逍遥丸，晚服归脾丸。二方一个调肝，一个补脾，肝脾调和，气血调顺，心情自然安好。逍遥丸，具有疏肝解郁、健脾养血之功，主治肝郁血虚脾弱症。两胁胀痛，头晕目眩，咽干，神疲食少，闷闷不乐，月经不调，常服可使血气充足，肝气条达，畅顺，心情自然舒畅，就不会产生心烦急躁情绪。或用加味逍遥丸，即逍遥丸加丹皮、栀子，治肝经热盛，易急易怒，大便秘结，还可以配伍羚羊粉 0.3g 清肝凉血。归脾丸（人参归脾丸），具有益气健脾、补血养心之功，主治思虑过度劳伤心脾所致的心脾两伤病证：心悸怔忡，失眠健忘，体倦食少，面色萎黄，妇女崩漏，月经过多，常用养气血，血充可养心安神，睡眠好了，自然精力充足，心情也平静，不易出现心烦急躁情绪。假如虚不受补的病人，容易上火的病人，可用菊花 10g，莲子心 3g，泡水做药引子，用此水服药，或者服药期间就用菊花、莲子心泡水，代茶饮，清心肝之火。

2. 注重调护

（1）静以养心：与世无争、淡泊名利，修炼做到心静，即中医所说的："精神内守，恬淡虚无"。与世无争不是虚度年华、庸庸碌碌，而是脚踏实地地去做，而不去争，一争就一肚子气，一争就死去活来。相信，什么事情该是你的就是就是你的，不该是你的争也没用。

（2）不攀比。常言道：人比人就得死，货比货就得扔，别人的事情，不要管，你就关起门来只做自己的事情。大家努力工作，料理好自己的家庭，教育好自己的孩子，少管闲事，少操闲心，你的心才平静如水。

（3）转移宣泄法：在更年期这个阶段，常常心烦急躁、无名发火。但人要发火时，是有一个过程，你会感到气从下焦向上冲，常言说："怒发冲冠""怒气冲胸"。在此时一定要冷静下来，找一借口，转移一下自己的情绪。比如说，我去洗衣间，在那里可以自问自答，这件事我做错了吗？没有！那为什么对方接受不了？方式方法欠缺？好，回去好好谈一谈。这时气上冲胸，就会慢慢降下来。生活中要多点幽默，多点情趣，总结一句话："怒气冲胸气莫发，出去溜达把气撒。"但莫把气压下去，久而久之会郁出病来，当生气不开心时，要转移宣泄。

（4）相互倾诉，不加评论：当工作中遇到难题，或受到委屈，或生活中有了不开心的事，你就是对方的撒气筒，让对方把要说的话全都说出来，你一定要耐心的、专注地倾听他的诉说，此时不加任何评论。等心情平静，再帮助分析问题，解决问题。

3. 药食保健

（1）药物保健：六味地黄丸、金匮肾气丸。50岁以后，时不时吃两种丸药：六味地黄丸（滋补肾阴）、金匮肾气丸（温补肾阳）。两方交替使用，使肾之阴阳平衡，防治老化，使更年期症状减轻。另外发现这两种药物还可以提高高密度脂蛋白，有利于降血脂，对心脑血管病有一定的预防作用。

（2）药物保健：自拟三子保坤汤。女贞子6g，枸杞子6g，菟丝子6g，灵芝6g，百合6g，玫瑰花3g，山楂10g，佐少量冰糖，煎水饮之。本方具有阴阳双补之功，方中多为甘平之品，药性平和，且温凉并用，温而不燥，凉不伤胃，无副作用，可做汤剂服，亦可做小蜜丸常服，每服6g，日2次。功效益肾、健脾、疏肝解郁，且活血降脂、化瘀减肥。

（3）食疗：黑芝麻、黑桑椹、黑豆、制首乌、黑木耳、乌枣。甘平之品，黑入肾，均可补肾阴，养阴血，乌须发，益智健脑、增强记忆。尤其是黑芝麻，甘香质润，除补肝肾之外，还可润肌肤、通大肠。老年性便秘、老年性皮肤瘙痒、老年性阴痒常用之品。

（4）保健操：太极十二拍。此操易学易练，可调理脏腑，疏通气血经络（改善末梢血液循环）。也可根据自身情况，选择八段锦、太极拳等坚持锻炼。

四、论加减正气散的临床运用

（一）来源及方解

《温病条辨》中焦篇湿温病中一、二、三、四、五加减正气散是治疗湿阻中焦的方药，五方均由藿香正气散加减化裁而来，一、二、三加减正气散是治疗湿热之剂，四、五加减正气散是治疗寒湿之剂。叶天士《临证指南》医案湿病门下验案（案某五十、案汪三三、案某十四）是吴鞠通创制一、二、三加减正气散的依据。

《温病条辨·中焦篇第五十八条》曰："三焦湿郁、升降失司，脘连腹胀，大便不爽，一加减正气散主之。"本条所述三焦湿郁，升降失司，是指湿邪郁阻中焦，脾胃升降失司之候。因湿浊弥漫，可波及上、下焦，故云"三焦湿郁"，实则以中焦脾胃为中心。"脘连腹胀，大便不爽"，即是湿困脾胃之征。方中藿香梗芳香化湿，又兼有行气之功；厚朴、大腹皮、陈皮三药相配，苦温与辛温并用，辛开苦降，燥湿行气，疏通气机；神曲、麦芽醒胃消食；茯苓皮、茵陈相配，渗利湿浊，茵陈又有芳香化湿之功；更加苦杏仁降肺气以利大肠，又兼通调水道。诸药配伍，祛湿浊、化食滞、畅气机，以调理脾胃之升降功能。

《温病条辨·中焦篇第五十九条》曰："湿郁三焦，脘闷便溏，身痛，舌白，脉象模糊，二加减正气散主之。""脘闷便溏"乃湿郁中焦之征，"身痛"是邪在肌肤经络，二者并见，则湿郁表里可知。"脉象模糊"即湿脉之谓也。濡脉之象，浮而软、应指无力，模糊不清，故吴鞠通称之为"模糊"。方中藿香梗，芳香化湿，又有行气之功；陈皮、厚朴二药辛开苦降，开郁燥湿，宣通气机；茯苓皮、通草、薏苡仁淡渗利湿，利小便所以实大便；薏苡仁又有健脾之功。木防己与大豆黄卷皆能走表，木防己苦辛而寒，散除湿邪，疏通经络以止痛；大豆黄卷，分利湿浊，清解表邪。诸药相伍，燥湿利湿，宣通气机，表里同治。

《温病条辨·中焦篇第六十条》曰："秽湿着里，舌黄脘闷，气机不宣，久则酿热，三加减正气散主之。""秽湿着里"言湿浊内蕴，滞而不去。"气机不宣，久则酿热"，论述湿浊阻滞，气机不宣，阳气郁遏，久则热由内生。此十二字，明确指出本证乃湿邪为主，热由湿邪而生，是属中焦湿重于热之证候。"舌黄脘闷"四字是举例说明湿热内蕴之临床表现。本条文字虽短，但病因、病机、临床表现、治法皆在其中，确属言简意赅。方中藿香芳香化湿，叶与梗并用，以叶辛温轻扬，宣热达表；梗有行气之功。厚朴、陈皮相配，辛开苦降，燥湿行气；茯苓皮，滑石淡渗利湿，滑石又能泄热；苦杏仁降肺气以通调水道，使湿热有下达之机。诸药配伍，燥湿利湿，宣畅气机，兼有泄热之功。本证之热邪，乃湿蕴而生，热在湿中，湿重而热轻，故治疗重点在于祛湿，湿祛则热不独存。

藿香正气散源出于宋代《局方》，是治疗感受四时不正之气、辟秽化浊的方剂。吴氏将原方加以化裁，取藿香、陈皮、茯苓、厚朴四味药为主，根据湿热轻重及兼证不同，加味成为五个加减正气散作为治疗湿温病升降中焦的系列方剂。一加减正气散证，是湿邪挟食滞郁阻中焦，脾胃升降失司，故方中又用大腹皮、神曲、麦芽、茵陈、苦杏仁以增强化湿、化滞、行气之功。二加减正气散证，是湿邪郁阻表里之候，故又加木防己、大豆卷，以祛肌肤经络之湿邪而止身痛，加通草、薏苡仁以增强健脾利湿之力。三加减正气散证，是湿阻中焦，蕴郁化热之候，故加藿香叶以轻宣达表、透热外出，加滑石以清利湿热，加苦杏仁以开肺气通调水道，使湿热有下达之机。四、五加减正气散证，是属于湿阻中焦寒湿证。四加减正气散证由于湿重困扰脾阳，气机阻滞，故加草果仁温阳燥湿，加山楂肉、神曲消食导滞；五加减正气散证由于湿盛伤脾，故加苍术以健神止泻，加谷芽以消导和胃。加减正气散证，其病位主要在中焦，病机是湿滞中焦，困阻脾胃，升降失司。主证是脘闷，由于湿浊弥漫，在上可出现头痛或胀或重，在下可出现大便不爽或溏或泄，在中可出现脘连腹胀，呕恶苔白，湿邪在肌表可有寒热、身痛、身重等症。苔白是辨湿邪的要点，白滑为湿重，白而黄是湿蕴化热之象，素体湿盛或脾阳不足之体又多转化为寒湿之证，临证又当细辨。

（二）临床应用经验

李世增教授曾应用藿香正气散和五加减正气散治疗有关病证，用药心得如下：

（1）抓主证。应用五加减正气散，以脘腹胀满，腹泻，大便不爽或溏或泻，苔白或白腻或白滑或黄腻，脉多见濡或缓为主证。但不必悉具。

（2）守病机。五加减正气散证，其病机以湿、滞阻于中焦，脾胃升降失司为主。但临证所见，阳虚体质之人多从寒化，形成寒湿证；阴虚体质之人多从热化，变为湿热证。舌苔白黄而腻多为湿热；苔白滑多为寒湿。

（3）有是证，用是药。临证时，抓住主证，审因辨证，凡符合五加减正气散病证病机，即可用药。清代吴鞠通曾提出治疗中焦病的治疗原则是"治中焦如衡，非平不安"。五加减正气散是调理中焦，使脾胃升降功能正常的有效方药。

此外，针对不同的病证，李老应用五加减正气散的用药指征如下。

（1）感冒：以恶寒发热，恶心欲吐，纳少腹胀，舌苔白腻为投药指征；胃肠型感冒往往还兼见腹泻症。用藿香正气散加减。

（2）急性胃肠炎：以全身疲乏沉重，腹泻，舌苔白腻为投药指征，用一加减正气散加减。

（3）急慢性痢疾：以有腹泻症状为投药指征，用一加减正气散加木香、黄连。

（4）急慢性肝炎：急性肝炎以恶寒发热、头痛、身痛、舌苔白腻为投药指征。以藿香正气散加减为主。急性无黄疸型肝炎以腹泻、腹胀、纳少等消化系统症状为投药指征，用药举例：广藿香、厚朴、苦杏仁、茯苓、陈皮、神曲、麦芽、大腹皮、茵陈、板蓝根、白花蛇舌草。慢性肝炎以纳少、乏力、身重、舌苔白腻为投药指征，用药举例：广藿香、厚朴、苦杏仁、茯苓、陈皮、神曲、麦芽、大腹皮、苍白术、茵陈、赤芍。

（5）冠心病：以心前区胀闷感，腹胀、纳食少、舌苔白腻为投药指征。用药举例：藿香梗、厚朴、苦杏仁、茯苓、陈皮、神曲、麦芽、半夏、薤白、白豆蔻、丹参。

（6）急慢性支气管炎：以咳嗽、咯痰、胸闷、纳食少，苔白腻为投药指征。用药举例：藿香梗、厚朴、苦杏仁、茯苓、半夏、紫苏子、炒莱菔子、枳壳。

（7）妊娠恶阻：以呕吐痰涎，胸闷，舌苔白腻为投药指征。用药举例：藿香梗、厚朴、茯苓、陈皮、苏梗、黄芩、白术、竹茹、姜半夏、神曲。

（8）小儿腹泻：以纳食少、腹胀、苔白、消化不良为投药指征。用药举例：广藿香、厚朴、茯苓、陈皮、半夏、炒莱菔子、枳壳、焦三仙。

（三）典型医案

验案一 肌肉痛

陈某某，男，62岁。主诉周身肌肉疼痛而沉重，尤以四肢为重。半月前因途中冒雨，即而发热恶寒，经某医院诊为感冒，服药后，发热恶寒除，但以身疼不减，尚有胸闷，大便溏，日一二次，苔白滑，脉缓无力。

辨证：湿阻表里，气机不畅。

治法：芳香化湿，宣通表里。

方药：二加减正气散加减。

广藿香 10g　　陈　皮 10g　　茯　苓 15g　　厚　朴 10g
苦杏仁 10g　　茵　陈 15g　　苍　术 10g　　防　己 10g
防　风 10g　　生薏苡仁 30g　炒薏苡仁 30g　炙甘草 6g
服药3剂，痛除病愈。

验案二　月经不调

乔某，女，37 岁。主诉月经不调，每潮错后约周余。素白带多，头晕胸闷，食纳无味，大便不爽，已半年之久。以上诸症尤以月经前加重，苔白滑，脉缓，曾服养血调经药，症仍不减。

辨证：脾虚湿阻，经血不调。

治法：健脾化湿，疏气调经。

方药：五加减正气散加减。

广藿香 10g　　陈　皮 10g　　茯　苓 15g　　厚　朴 10g

半　夏 10g　　苍　术 10g　　炒白术 10g　　枳　壳 10g

香　附 10g　　丹　参 15g　　炙甘草 3g

上方加减服药 15 剂，诸症除，月经已调。

验案三　腹泻

朱某某，女，53 岁。主诉慢性腹泻已半年有余，每情绪不佳或饮食不慎则发病，日 1~2 次或 3~4 次。曾服消炎药和中药，症虽有减，但反复不愈，来诊时苔白滑稍腻，脉濡缓。

辨证：湿阻、肝郁、脾虚。

治法：扶土抑木、芳化湿浊。

方药：四加减正气散加减。

广藿香 10g　　陈　皮 10g　　茯　苓 15g　　厚　朴 10g

半　夏 10g　　苍　术 10g　　炒白术 10g　　大腹皮 10g

草豆蔻 3g　　炒白芍 12g　　党　参 12g　　炒谷芽 15g

炒麦芽 15g　　炙甘草 3g

服上药加减 15 剂而病愈。

五、三仁汤应用经验

（一）来源及方解

三仁汤来源于吴鞠通的《温病条辨》，是治疗湿温初起、邪在气分、湿重于热之代表，《温病条辨》云："头痛恶寒，身重疼痛，舌白不渴，脉弦细而濡，面色淡黄，胸闷不饥，午后身热，状若阴虚，病难速已，名曰湿温。……三仁汤主之。"三仁汤中以三仁为君，方中苦杏仁苦辛而温，主入肺经，主要功效为宣上，可开宣上焦肺气，气化则湿化；白蔻仁苦温芳香，主入脾经，主要功效为畅中，可行气宽中，化湿和胃，从而畅达中焦气机，恢复脾胃运化以祛湿；薏苡仁味甘淡而性凉，主要功效为渗下，可利水渗湿，疏利下焦，使湿热从小便而去。三药合用宣上、畅中、渗下，从上、中、下三焦分消湿热之邪，起到分消走泄的作用，共为君药，即方中核心配伍结构。厚朴、半夏芳香化湿，燥湿理气，协助白豆蔻畅中；白通草、飞滑石淡渗利湿，协助薏苡仁渗下；竹叶可轻清宣透郁热。其组方立意，正是叶天士"此则分消上下之势，如近时杏、朴、苓等类"的体现。

（二）临床应用经验

李世增教授在临床上治疗各科疾病时善用三仁汤，既能

把握三仁汤的本质特点，又能做到灵活应用，颇有心得，现
阐述如下。

1. 谨守病机，异病同治

病机即疾病发生、发展和变化的机制，是疾病临床发
生、发展、转归和诊断治疗的内在依据。《素问·至真要大
论》中"谨守病机，各司其属"及"病机十九条"都充分
论述了病机辨证的重要性。李老认为应用三仁汤的关键在于
辨病机，如果患者病机为湿热内蕴（湿重于热），就可以应
用三仁汤。虽然咳嗽、浸淫疮、头痛、淋证、虚劳、水肿等
疾病的病症千变万化，但从整体出发、从病机辨证，才能抓
住疾病本质，以不变应万变，做到活学活用，体现了异病同
治的治则。

2. 三焦同治，三焦并重

三仁汤组方宗旨在于"宣畅气机、清热利湿"，这已成
为温病学治疗湿温初起，湿重于热的主要治法。吴鞠通曰：
"惟以三仁汤轻开上焦肺气，盖肺主一身之气，气化则湿亦
化也"，故组方首用苦杏仁五钱。华岫云亦言："今观先生
（叶天士）治法，若湿阻上焦者，用开肺气，佐淡渗，通膀
胱，是即启上闸，开支河，导水势下行之理也。"吴鞠通与
华岫云认为本方以治上焦为主。而秦伯未在《谦斋医学讲
稿》则是认为本方以治中焦为主："三仁汤为湿温证的通用
方，用杏仁辛宣肺气以开其上，白豆蔻、厚朴、半夏苦辛温
通以降其中，薏苡仁、通草、滑石淡渗湿热以利其下，虽然
三焦兼顾，其实偏重中焦。"李老认为该方宣上、畅中、渗
下三者互相协同，在湿邪的分消走泄中起到了不可或缺的作
用，体现的是三焦同治，三焦并重。上焦的宣发不但给湿热

病邪以出路，还可起到提壶揭盖的作用，有助于湿热病邪从下焦渗利而出。中焦处于上焦和下焦之间，是气机升降的枢纽，只有中焦气机通畅，气机升降才能正常，上焦和下焦脏腑的气化功能才可正常运行，这样上焦的宣发和下焦的淡渗才能收到良好的效果。"通阳不在温，而在利小便"深刻地阐明了渗利下焦对治疗湿热的特殊价值。湿热伤人，因湿为阴邪，往往出现湿遏热伏、阳气郁闭不宣的病理现象，只有用化气利湿之法，使小便通利，则三焦弥漫之湿从膀胱而去，湿去则热自透，湿去则阳气自然宣通，有助于上焦的宣发和中焦的气机通畅。

3. 祛湿为主，清热为辅

三仁汤为湿热病邪而设，湿热为患，常"湿热裹挟，如油入面，难舍难分"，治湿恐助热，治热恐碍湿，治疗颇为棘手。湿热二邪共同为患，并非平分秋色。从邪气形质来看，湿为有形之邪，热为无形之邪，热邪必须以湿为载体方可留于脏腑经络之间，湿不祛则热不清，湿化则热无依附而自散，故湿邪在湿热为患疾病中占主导地位。"气化则湿亦化"，湿化则热自散，无需清热而热自清。故李老在应用三仁汤时以祛湿为主，清热为辅，在寒凉药的使用上十分谨慎，尽量少用苦寒药，常用菊花、蒲公英、白花蛇舌草、金银花、白茅根、羚羊粉、黄芩等药物清热，以防寒凉损伤阳气，造成湿存热不去的困局。

4. 遵循治则，用药灵活

三仁汤中以苦杏仁、白蔻仁、薏苡仁为君药，体现的是宣上、畅中、渗下的治疗大法。李老在应用此方时谨守治则，用药时灵活把握，取得了良好的效果。宣上除苦杏仁外，常用连翘、淡豆豉等。如遇肺气虚患者，应在补肺气基础上宣肺。李老认为中焦除脾胃外，还应兼顾肝胆，畅中除了行气化湿、调理脾胃之气外，还包括梳理肝胆之气，疏肝利胆也有助于调畅脾胃气机。用药除白豆蔻外，常用佛手、苍术、香橼、紫苏梗、香附、广藿香、佩兰、枳壳、陈皮、荷叶、大腹皮，如遇脾气虚患者，可在健脾益气基础上通畅中焦气机。渗下除用薏苡仁外，常用车前子、茯苓、泽泻、猪苓、萹蓄、瞿麦等药。

（三）典型医案

验案一 咳嗽

张某，男，39岁，厨师，2018年4月9日初诊。主诉：咳嗽1月。1个月前开始咳嗽，经输液、服用甘草片和咳快好后有所缓解，在治疗前曾服用清肺热、化痰止咳中草药7剂，无明显疗效。刻下症：咳嗽，夜间及凌晨加重，自觉哮鸣音，咯黄痰，口干，纳差，大便日1次，便稀，小便黄，舌暗红润滑有齿痕，苔黄腻，脉弦滑。

辨证：咳嗽（肺脾气虚、湿热阻肺）。

治法：理气化湿，清肺止咳。

方药：三仁汤加味。

生薏苡仁 30g	苦杏仁 10g	白蔻仁 6g	连　翘 12g
姜半夏 6g	厚　朴 6g	广藿香 10g	佩　兰 6g
橘　红 10g	桑白皮 10g	黄　芩 10g	丝瓜络 10g
桑　叶 10g	菊　花 10g	前　胡 10g	瓜蒌皮 15g
浙贝母 6g	川贝母 5g	焦栀子 6g	炙甘草 6g

7剂，水煎服。

二诊（4月16日）：咳嗽基本消失，白天偶有，咯痰明显减少，痰淡黄，食欲增加，拍片后肺部无明显病变，大便日1次，已成形，舌暗红而润有齿痕，苔黄白微腻，脉弦滑。守上方继续服用20剂。

三诊（5月14日）：咳嗽消失，饮食如常，咽部偶觉有痰，能咯出白痰，二便正常，舌暗红而润有齿痕，苔白微黄腻，脉弦。方用玉屏风散加减：

党　参12g	生黄芪30g	炒白术10g	防　风10g
黄　精20g	菟丝子15g	荆　芥6g	桑白皮6g
黄　芩6g	苦杏仁10g	炒苏子6g	炙紫菀10g
炙款冬花10g	炙百部6g	茯　苓12g	橘　红10g
姜半夏6g	炙甘草6g	白豆蔻6g	丝瓜络10g

7剂，水煎服。

患者服药后咳止痰消，疾病痊愈。

【按语】患者平素肺脾气虚，职业为厨师，经常吃肥甘厚腻、生冷瓜果，导致脾不运化，内生痰湿，痰湿日久化热，湿热阻滞于肺，故咳嗽、夜间及凌晨加重，自觉哮鸣音、咯黄痰。纳差为湿热中阻的表现，湿阻津气运行不利，外加有热，故口干。湿热流于下焦，故大便稀，小便黄。舌暗红润滑有齿痕、苔黄腻、脉弦滑均为湿热阻滞的表现。李老认为本患者为本虚标实之证，本虚为肺脾气虚，标实为湿热内蕴，上犯于肺。故谨守病机，选用三仁汤加减治疗。方中苦杏仁、连翘宣上，湿热从上焦而走。白豆蔻、姜半夏、厚朴、广藿香、佩兰、橘红畅中，使湿热从中焦而消。生薏苡仁渗下，使湿热从下焦而泄。方中其余药物起到清肺化痰、通络止咳的功效，全方共奏化湿清热止咳之功，一诊就

取得了明显的疗效。因湿热之邪不能速消，故二诊时，仍守
上方继服 20 剂，服药后咳嗽消失，但仍偶有咯痰，此时从
症状和舌脉来看，湿热病邪已去大半。故三诊时李教授在利
湿清热、化痰止咳基础上加入玉屏风散，扶助正气，补肺脾
之虚，以治病求本，7 剂药后，患者疾病痊愈。

验案二　浸淫疮

林某，男，40 岁，企业领导，2016 年 5 月 23 日初诊。
主诉：左胳膊皮疹瘙痒 7 年。7 年来左胳膊皮疹伴瘙痒反复
发作，并进行性加重。医院诊断为湿疹，服用西药及涂抹外
用药后可减轻，近期加重，外观疹色及皮肤发暗，有时渗出
淡黄色液体，舌暗胖大，苔腻微黄，脉弦滑。患者既往有高
血压、糖尿病、高脂血症。

中医诊断：浸淫疮（湿热内蕴）。

西医诊断：湿疹。

治法：化湿清热止痒。

方药：三仁汤加味。

生薏苡仁 30g	苦杏仁 6g	白豆蔻 6g	广藿香 10g
佩　兰 6g	姜半夏 6g	橘　红 10g	连　翘 10g
车前子 6g（包）	淡竹叶 6g	金银花 20g	蒲公英 15g
白花蛇舌草 15g	白茅根 30g	牡丹皮 10g	白鲜皮 10g
地肤子 10g	荆　芥 6g	防　风 6g	赤　芍 10g
生甘草 6g			

7 剂，水煎服。

二诊（5 月 30 日）：患者服药后皮疹瘙痒及渗出明显好
转，疹子开始消退，舌暗胖大，苔腻微黄，脉弦滑。本次在

上方基础上加黄芪 30g，羚羊粉 0.3g（冲服），三七粉 3g（冲服）。继服 14 剂。

三诊（6 月 13 日）：服药后瘙痒及渗出消失，疹子消退，出疹地方颜色较暗，舌暗胖大，苔微腻，脉弦。本次在上方基础上加生地黄 20g，继服 7 剂而愈。

【按语】该患者为企业领导，既往有"三高"病史，平素应酬多，缺少运动和休息，易内生痰湿。湿蕴化热，湿热互结，犯于肌表，导致肤失所养、化燥生风，造成风湿热互结，出现皮疹瘙痒及渗出等症状。舌暗胖大，苔腻微黄，脉弦滑均为湿热内蕴的表现。李教授谨守病机，选用三仁汤加减治疗。方中苦杏仁、连翘宣上，使湿热从上焦而走。白豆蔻、广藿香、佩兰、姜半夏、橘红畅中，使湿热从中焦而消。生薏苡仁、车前子渗下，使湿热从下焦而泄。方中其余药物起到清热凉营、祛风止痒的功效，一诊时就取得了明显的疗效。二诊是在一诊方剂上加黄芪、羚羊粉、三七粉以健脾排毒。三诊时，患者皮疹以及症状消失，出疹部位肤色较暗，故在上方基础上加生地以清热生津，调理血分，改善肤色，巩固疗效。

六、浅识叶天士《温热论》的学术思想

叶天士的《温热论》是一部系统论述温热病的专著，补充了《伤寒论》有关温病的不足，对温病学说的发展起着承前启后的作用。不仅在温病学中占有重要地位，而且对整个祖国医学的发展也有深远的影响。全篇言简意赅，内容极其丰富，既精且深、实用性强，为温病学提供了理论依据和辨证施治纲领，是温病学的重要文献。李世增教授对叶天士的《温热论》研究颇深，认为主要有三方面的特点。

（一）辨证有纲，纲举目张

辨证论治是祖国医学的基本特点之一，《温热论》通篇贯穿着辨证论治内容，特别是卫气营血辨证论治理论的创立具有重要意义。

1. 卫气营血辨证论治理论的创立

《内经》讲的是卫气营血的生理，叶氏根据他多年的医疗实践经验，在前人理论的基础上将其卫气营血增补了病理内容，作为温病的辨证论治纲领。叶天士说："大凡看法，卫之后方言气，营之后方言血。在卫汗之可也，到气才可清气，入营犹可透热转气，……入血就多耗血动血，直须凉血散血……"执简驭繁地划分出温病所犯部位的浅深层次，总结出温病发生发展的一般规律，提出了卫气营血四个阶段的治疗大法。关于卫气营血四个阶段的证候表现从其条文前后各节相互参阅来分析，是可以得其梗概的，以明确辨证论治精神。邪在卫分主要有发热、微恶风寒无汗或少汗头痛、咳嗽、口渴、脉浮数等肺卫见证。"肺主气属卫"，治疗宜用辛凉透解之品，使邪从外解，此即"在卫汗之可也"之意。邪在气分，主要有身热、汗自出不恶寒，反恶热、口欲饮、苔黄燥、脉滑数等里热见证，治疗应予辛寒清气之品，透热外达，所说"到气才可清气"，是此意。邪在营分，主要有烦躁不安，入夜不寐，斑疹隐现，舌质红绛等热伤营阴和心神被扰的见证。治疗宜用清营泄热之品，使其转出气分而解，此即所谓"入营犹可透热转气"。气邪在血分，主要有身热、吐血、衄血、便血、斑疹透露、舌质深绛等热盛动血见证。治疗应凉血活血，清热解毒，即所谓"入血就恐耗血动血，直须凉血散血"。

2. 温病与伤寒大异

温病与伤寒同属外感热病，但其性质不同。伤寒为外感寒邪所致寒性阴凝，卫阳被郁，化热过程较慢，如邪不外解，则化热传里即"伤寒之邪留恋在表，然后化热入里"。温病是外感温邪为患，温为阳邪，最易化燥伤阴，即使病初邪在表，亦是热象偏重，如果邪不及时向外透解，势必向里传变或传入气分，或由卫分而径入营分、血分引起种种里热亢盛的病变。所以说"温邪则热变最速"。伤寒与温病病因不同，证候表现亦有别。伤寒为表寒证，温病为表热证。表证自应解表，但寒郁于表宜温散，热在表宜凉解，所以伤寒治宜辛温解表，而温病则宜辛凉解表。还须注意温邪本易伤津，而汗为津液所化，故温病解表只宜微汗以邪去为度，若

大
医
精
诚
万
世
师
表

汗出过多反使津液更伤，致使病情发生变化。这是伤寒与温病初起邪在表治疗上的区别。因此叶氏指出"若论治法，则与伤寒大异也"。温病邪在气分，有邪留三焦之候，其症状"亦如伤寒中少阳病也"，但二者的病机变化不同。伤寒少阳病为邪在半表半里，枢机不利。治疗法则，叶氏指出"彼则和解表里之半"，而温病是温而挟痰湿，阻遏三焦气机治法是"此则分消上下之势"。这是温病与伤寒邪在少阳三焦治法的不同。温病邪留三焦不解，而致里结阳明，也与伤寒阳明腑实证的治法有别。叶氏指出"伤寒邪热在里，劫烁津液，下之宜猛"，如大承气汤。而温病是"湿邪内搏，下之宜轻"，攻下兼以化湿导滞，宜轻宜缓，如小承气汤。又说"伤寒大便溏，为邪已尽，不可再下；湿温病大便溏，为邪未尽必，大便硬，慎不可再攻也，以粪燥为无湿矣"。

3. 温热与湿温有别

《温热论》全篇以卫气营血为纲，以温热、湿热为目详加论述，亦体现出辨证论治精神。邪在卫分，叶氏说："沮邪上受，首先犯肺"，"肺主气，其合皮毛"。根据《内经》"在皮者汗而发之"之义，治疗上应当发汗驱邪，用"辛凉轻剂"解除在卫表之邪。不仅如此，还要细辨有无兼挟，.因为温病常有挟风、挟湿两途，其施治之法也有差异，如果温挟风邪，风为阳邪，温亦为阳邪，两阳相合，风火交炽，耗伤津液，就会出现"清窍必干"之象，因此，要及时"透风于热外"。温挟湿邪，因为湿为阴邪，其性黏腻，温与湿合，如油入面，难分难解，阻其清阳之气，势必产生"浊邪害清"之证，故要"渗湿于热下"。古人说治湿不利小便，非其治也，此"渗湿于热下"正是湿从小便而祛，如果湿在上焦宜宣，湿在中焦宜燥，当分别治之。邪在气分，正邪相争剧烈，所犯部位不同，证情也较为复杂，叶氏提出很多治疗法则，如邪在气分留连不解，可冀其战汗透邪，或转疟而解。三焦为表里之气升降出入的道路，病机复杂，证候多变，邪留三焦不解，要"随证变法"，如温挟湿阻遏三焦气机，应"分消上下之势"，用杏、朴、苓或温胆汤等走泄之品。如邪在半表半里，可选用蒿芩清胆汤以和解清利，如邪伏膜原，可选用达原饮以开达膜原。邪入营分，叶氏首先指出邪入营分的症状特点作为辨证的依据，"营分受热，则血液受劫，心神不安，夜甚无寐，或斑点隐隐"，这是由于热邪耗伤营阴，心神被扰，病势已发展到较深的阶段。治疗以清营透热为主，在这基础上，还要细辨，"如从风热陷入者，用犀角、竹叶之属；如从温热陷入者，犀角、花露之品，必入凉血清热方中"。叶氏辨证细致，既精且深。

4. 吾吴温邪害人最广

叶氏更明确地指出，湿热为病在他的家乡江南一带较为多见，湿热发病多有地域性。并进一步指出，素体阳虚之人和素体阴虚之人的治疗宜忌。素体阳虚之人，始受湿邪为病，则易致"湿胜阳微"，故治疗时要注意顾其阳气，即使湿渐化热，须用苦寒、辛寒之剂，亦必适可而止，切不可过于寒凉，以免损伤阳气；阴虚火旺之体，湿热之邪易于化燥化火，用药宜凉不宜温，即使在病的后期阶段，患者已热退身凉，亦不可温补过早，以防"炉烟虽熄"，"灰中有火也"。叶氏寥寥数语，指出辨证施治中要因地因人制宜，言简意赅，医中之真谛也。

（二）护阴保津，注重预防

温热病是温热病邪引起，温为阳邪，温病热病又多发生于阴盛阳亢之体，两阳相劫，最易损耗人体的阴精；从证候方面分析，温热病一般是热偏盛，易迫津汗出，又如呕吐、泄泻，或因误汗、误吐、误下更易耗伤津液。《内经》治热病主张"实其阴以补其不足"。张仲景用三承气汤治疗阳明腑实证，首创急下存阴法，历代医家也都有所论及，叶天士关于护阴保津的主张，寓于他的医理之中。

1. 莫以辛温之法治温病

《温热论》第一节条文中明确地指出，温病治法与伤寒大异，这是因为温病是伤于温邪，温为阳邪，化热快，易伤阴液，如果用辛温治伤寒之法治温病，岂不是火上加油，更加重了阴液的耗伤。叶氏虽未直言护阴保津，然教人莫以辛温之法治温病，正包含了护阴保律之意。

2. 防两阳相劫化燥伤津

邪在肺卫，治以辛凉轻剂，从风热陷入者，宜"透风于热外"。其目的是，不使其风热相搏，两阳相劫，煎熬津液，防止清窍干燥。叶氏又说"到气才可清气"是说邪到气分才能用清气的方法；另一层意思，亦在卫分未到气分只宜用辛凉轻剂，不能用苦寒清气之品、苦能化燥，有伤津之弊。

3. 务在先安未受邪之地

"入营犹可透热转气"，邪入营分，除营热以外，还要抓紧时机将营分邪热、透转到气分而解，防止邪气进一步深入血分。又指出："若斑出热不解者，胃津亡也，主以甘寒，……或其人肾水素亏，虽未及下焦……如甘寒之中加入咸寒，务在先安未受邪之地，恐其陷入易易耳。"患者素禀肾阴不足，阳明邪热每易乘虚深入下焦，治疗时，除清泄阳明以外，可适当加入咸寒之品滋养肾阴，以"先安未受邪之地"防止病情突然恶化。"入血犹恐耗血动血，宜须凉血散血"，邪入血分，是病邪陷入最深的部位，不需要再透热转气了，直须凉血以清血热，散血以活血祛瘀，养阴保津。

4. 治外感如将，贵在宜急

后世医家总结温病的治疗方法，概括出"清热保津"四个字。清热能防止耗阴，保津有助于退热，清热与保津二者相辅相成。治疗外感热病，必须抓住时机，正如吴鞠通所说："治外感如将"，贵在申诉，邪早平一日，人少受一日之害。治外感热病，叶氏也谆谆告之，贵在宜急，目的是护阴保津。邪入营分，见斑点隐隐，若加烦躁，大便不通，叶氏带出，要"急急透斑为要"。温病见舌黑而干，津枯火炽，要"急急泻南补北"。若舌黑燥而中心厚，土燥水竭，要"急以咸苦下之"。舌绛而光亮，为胃阴衰亡，要"急用甘凉濡润之品"，舌绛而不鲜，干枯而痿，肾阴涸也，欲救竭绝之阴，要"急以阿胶、鸡子黄、地黄、天冬等救之，缓则恐涸极而无救也"。温病验齿，叶氏也指出，见上半截润，下半截燥，为水不上承，心火上炎，要"急急清心救水"。临床证明，存得一分阴津，便有一分生机，以上叶氏提法，正是此意。

（三）用药精当，恰到好处

《温热论》中选药精当，恰到好处，是叶氏毕生临床经验精华的又一重要方面。温邪在肺，当选用辛凉轻剂，"挟

大医精诚万世师表

风则加入薄荷、牛蒡之属，挟湿加芦根、滑石之流"。薄荷、牛蒡为辛凉解表药，俱入肺经，疏散风热，具有"透风于热外"的作用，临床二药也常配合使用，是辛凉解表、疏解风热的代表药。用芦根、滑石二药"渗湿于热下"，因为利小便是祛湿的一个重要途径，而利小便药往往多伤阴，因此，就要选既能渗湿，又不伤阴之品。据药理作用和临床观察，芦根、滑石二药性味甘寒，既能清热，又有渗湿的作用，而无伤阴之弊。

邪留三焦，温挟痰湿，治以分消上下，叶氏举出苦杏仁、厚朴、茯苓三药，示人以规矩。苦杏仁开上，开发上焦，宣畅肺气，肺主一身之气，气机宣畅，则痰湿易化。厚朴畅中，疏通中焦，理气化湿。茯苓渗下，渗利下焦。以上诸药，能使上中下三焦之邪各有去路，故称"分消上下之势"。

邪热入营，在清热透泄营分之邪的原则下，根据其兼挟风邪、湿邪的不同，分别选用竹叶、花露，具有清热散风和清热化湿的作用。再有，斑出热不解，若加烦躁，大便不通，叶氏指出，体实者可用金汁，老年或平素有寒者用人中黄，但目前金汁、人中黄无货，可用少量生大黄、知母、玄参等品代之。

叶氏还指出，"入血就恐耗血动血，直须凉血、散血，如生地、丹皮、阿胶、赤芍等物"。邪热深入血分，血分热势鸱张，必然引起耗血、动血的病理现象。"凉血"即指凉解血分邪如清解血分热毒；"散血"其含义，一是指活血，二是指养阴。热入血分，临床上常见吐血、衄血、便血、尿血及斑疹等多种出血症状，而且产生血液瘀滞，如果不及时活血化瘀，不仅难以达到止血养阴的目的，可能还会有加剧出血的现象，所以叶氏立"散血"之法，选用丹皮，其味苦辛、性微寒，活血散瘀，又退血分之伏热；赤芍味苦性寒，善清血分实热，又有活血散瘀之功。据临床观察，赤芍清营凉血，活血祛瘀，治疗热病出血、发斑，较白芍为优。叶氏选用生地、阿胶养阴，也颇有深意，生地甘寒质润是滋阴凉血之要药，而且，又以滋阴为胜，吴鞠通说："地黄去积聚而补阴。"阿胶味甘性平，既能滋阴养血，又有止血的功能。

七、常用药对

（一）郁金配枳壳

郁金味苦辛寒，功能活血止痛，行气解郁，清心凉血，利胆退黄。现代药理学表明郁金具有促进胆汁分泌、降低外周血管阻力、增加动脉血流量的作用。枳壳入脾胃二经气分，善宽胸利膈、行气消痞。现代药理学表明枳壳含挥发油及黄酮类成分，可以兴奋胃肠运动，使胃肠运动收缩节律增强而有力。《本草从新》谓郁金"上行入心及包络，兼入肺经，凉心热，散肝郁"。《医学启源》云"枳壳气寒，味苦，治胸中痞塞，泄肺气。其用有四：破心下坚痞一也，利胸中气二也，化痰三也，消食四也"。李老在临证应用时常用二药配伍，用于治疗急慢性胃炎、月经不调、胆囊炎等各种气滞血瘀等原因引起的病证，处方中加用枳壳10g、郁金10g，取效明显。

（二）蒲公英配连翘

蒲公英功能清热解毒、消痈散结，且有清热利尿通淋之效。现代药理学表明其具有抗病原微生物和利胆保肝、抑制幽门螺杆菌、激发机体免疫功能的作用。连翘具有清热解毒、消痈散结、疏散风热之效，现代药理学表明其有抗病原微生物、强心、抗炎、解毒、镇吐等作用。《本草新编》言

"蒲公英，至贱而有大功，惜世人不知用之蒲公英亦泻胃火之药，但其气甚平，既能泻火又不损土，可以常服久服而无碍。凡系阳明之火起者，俱可大剂服之，火退而胃气自生"。《珍珠囊》言"连翘之用有三：泻心经客热，一也；去上焦诸热，二也；为疮家圣药，三也"。二药合用功能清胃止痛、健脾化滞、清热解毒。李老在临床上常以蒲公英15g，连翘15g合用，用于治疗急慢性胃炎、胃溃疡、糜烂性胃炎等见胃脘部嘈杂灼热之症，亦可用于小便淋痛、黄疸、带下等，疗效颇佳。

（三）生牡蛎配夏枯草

生牡蛎具有平肝潜阳、软坚散结、收敛固涩、重镇安神等功用。现代药理学表明其具有增强体液免疫、抗溃疡、增强消化力等作用。夏枯草具有清热泻火，解毒散结，明目之功效。现代药理作用表明其具有抗菌、抗炎、降压等作用。《本草汇》云"夏枯草苦辛，气寒。独入厥阴经。破癥坚瘿瘤结气，散瘰疬鼠瘘头疮，止目珠羞痛"。二药合用镇静与散郁并用，相辅相成，共奏镇息风阳、清利上窍之功。李老在临床中常将生牡蛎30g，夏枯草15g用于头晕目眩、粉刺经久不愈、乳腺增生、甲状腺结节等疾病，效果明显。

（四）白茅根配芦根

白茅根善清肺胃之热而生津止渴。现代药理学表明其具有利尿、止血、抗菌等作用。芦根上可祛痰排脓、清热透疹；中可清胃热、生津止渴、止呕；下可利小便，导热外出。现代药理学表明其具有解热抗菌、镇痛等作用。白茅根味甘而不腻膈，性寒而不碍胃，利水而不伤阴，善清营分血分之热；芦根味甘而不滋腻，生津而不恋邪，专清卫分气分之热。二药伍用，一气一血，气血双清，发汗解表，清热退热。白茅根清里，芦根透表，二药参合，一清一透。李老在应用时常应用此对药白茅根 15g，芦根 15g，对于胃热呕逆、肺热喘急，以及痤疮等病，效果明显。

（五）丹参配合欢皮

丹参功能活血调经、凉血除烦、祛瘀消痈之效。现代药理学表明其可扩张冠脉流量改善循环，还有抗菌抗炎等功用。《神农本草经》云"丹参主心腹邪气，肠鸣幽幽如走水，寒热积聚，破癥除瘕，止烦满，益气"。《妇人明理论》说"一味丹参，功同四物汤，能补血活血"。合欢皮具有安神解郁、活血消痈之效。《本草汇言》云"合欢皮，甘温平补，有开达五神，消除五志之妙用也"。二药合用活血和血、解郁畅气血，合用相得益彰，无香燥攻破之弊。李老在治疗冠心病、失眠、肝胆疾病、肾脏疾病尤其有失眠表现者常选用此药对，常用丹参 15g，合欢皮 12g。

（六）太子参配麦冬

太子参功能补气健脾、生津润肺。《陕西中草药》谓其"补气益血，健脾生津。治病后体虚，肺虚咳嗽，脾虚腹泻，小儿虚汗，心悸，口干，不思饮食"。现代药理学表明太子参含多种氨基酸、果酸、淀粉、维生素、皂苷等成分，能消水肿、化痰止咳，对心悸自汗、病后体虚有一定的作用。麦冬功能养阴生津，润肺清心。现代药理学表明麦冬可提高耐

大医精诚万世师表

缺氧能力，有降血糖、抗菌等作用。《日华子本草》谓其"治五劳七伤，安魂定魄，时疾热狂，头痛，止嗽"。李老认为太子参补而不燥，滋而不腻，既能补气又能填阴，可谓阴阳俱生，特别适合病后体虚无力，自汗者，与麦冬合用补气、生津、养阴、润肺，用于胃阴不足之胃脘疼痛，肺气阴不足咳嗽痰少，或心气阴不足的心悸失眠等病效果明显。

（七）杭白菊配杭白芍

杭白菊具有疏散风热、平抑肝阳、清肝明目、清热解毒之功。现代药理学表明具有镇静、解热、增强毛细血管抵抗力、扩张冠状动脉作用。《神农本草经》把菊花列为药之上品，谓其"久服利血气，轻身耐老延年"。杭白芍具有养血敛阴，柔肝止痛，平抑肝阳之功用。《医学启源》谓其"安脾经，治腹痛，收胃气，止泻利，和血，固腠理，泻肝，补脾胃"。李老认为二药合用，一柔肝体，一平肝用，体用兼顾，共奏柔肝清热、平肝息风之功。李老师临床常用杭白芍15g，杭白菊15g于肝阳偏亢之眩晕、高血压，以及肝阴不足感受风邪之咳嗽等病效果明显。

（八）香橼配佛手

香橼、佛手，性味归经相似，均为芸香科植物的干燥果实，辛、苦而温，归肝、脾、胃、肺经，功效相同，具有疏肝解郁、理气和中、燥湿化痰的功效，主治肝郁气滞而胸胁脘腹胀痛。临床上李老将其用于慢性胃炎肝胃气滞证，或湿浊中阻，中焦气机不畅所致胸肋胀痛，胃脘胀满、食少呕吐等症。现代药理研究，其提取物可调节肠道平滑肌，调节胃肠蠕动，并具有抗炎、抗病毒、增强免疫功能的作用。

（九）淫羊藿配女贞子

淫羊藿辛、甘而温，归肝、肾经，具有补肾阳、强筋骨、祛风湿、祛痰平喘的功效，药理实验研究表明，淫羊藿能增加心脑血管血流量，促进造血功能、免疫功能及骨代谢，具有抗衰老、抗肿瘤、降压、降糖及利尿等功效。女贞子甘、苦而平，归肝肾二经，具有滋补肝肾、明目乌发之功效。《本草备要》曰女贞子可"益肝肾，安五脏，强腰膝，明耳目，乌须发，补风虚，除百病"。现代药理研究表明，女贞子具有抗菌、抗病毒、抗炎、降血糖、降血脂、抗动脉粥样硬化、保肝、抗衰老及调节免疫功能等作用。李老临床遵张景岳"善补阳者，必于阴中求阳，则阳得阴助而生化无穷；善补阴者，必于阳中求阴，则阴得阳升而泉源不竭"的配伍指导，在补肾药中筛选淫羊藿、女贞子二药，用于肾阴虚、肾阳虚及肾精不足、阴阳两虚等证的治疗，善用药对淫羊藿女贞子治疗衰老相关疾病，多用淫羊藿 12g，女贞子9g，"平补阴阳、益精壮骨"为基础，随症加减组方，取得较好的疗效。

（十）丹参、三七配白花蛇舌草

李世增教授治疗慢性胃炎患者，对于胃镜显示为充血性炎症表现的，多选蒲公英、连翘与白花蛇舌草合用，清热解毒消痈。久病多虚多瘀，对于久病患者，病理检查肠上皮化生、不典型增生者，李老常用丹参、三七与白花蛇舌草合用治疗，以达活血化瘀、清热解毒之功效，特别多用于慢性萎缩性胃炎患者的治疗。李老认为，慢性萎缩性胃炎病理显示腺体萎缩，肌层增厚、可有肠上皮化生等病理改变，易于癌变。选用白花蛇舌草清热解毒消炎，三七合丹参活血化瘀，两者又可防其癌变。现代研究表明白花蛇舌草具有广泛的药理活性，其中增强免疫功能与抗肿瘤活性引起许多学者的极大关注。故常应用于慢性萎缩性胃炎，尤其是病理检查有肠化、增生病变的，常用丹参 15g，三七 9g，白花蛇舌草 20～30g，以防其癌变。

验 案 索 引